免疫力が上がる2品献立

〈表紙の鶏肉のから揚げ＋厚揚げと小松菜のピリ辛煮の例〉

みんなが大好き、鶏のから揚げでしっかりとタンパク質を補給。
から揚げによく合うあっさりしたキャベツの塩もみを添え、
副菜では厚揚げと小松菜の煮もので加熱した野菜をプラスします。

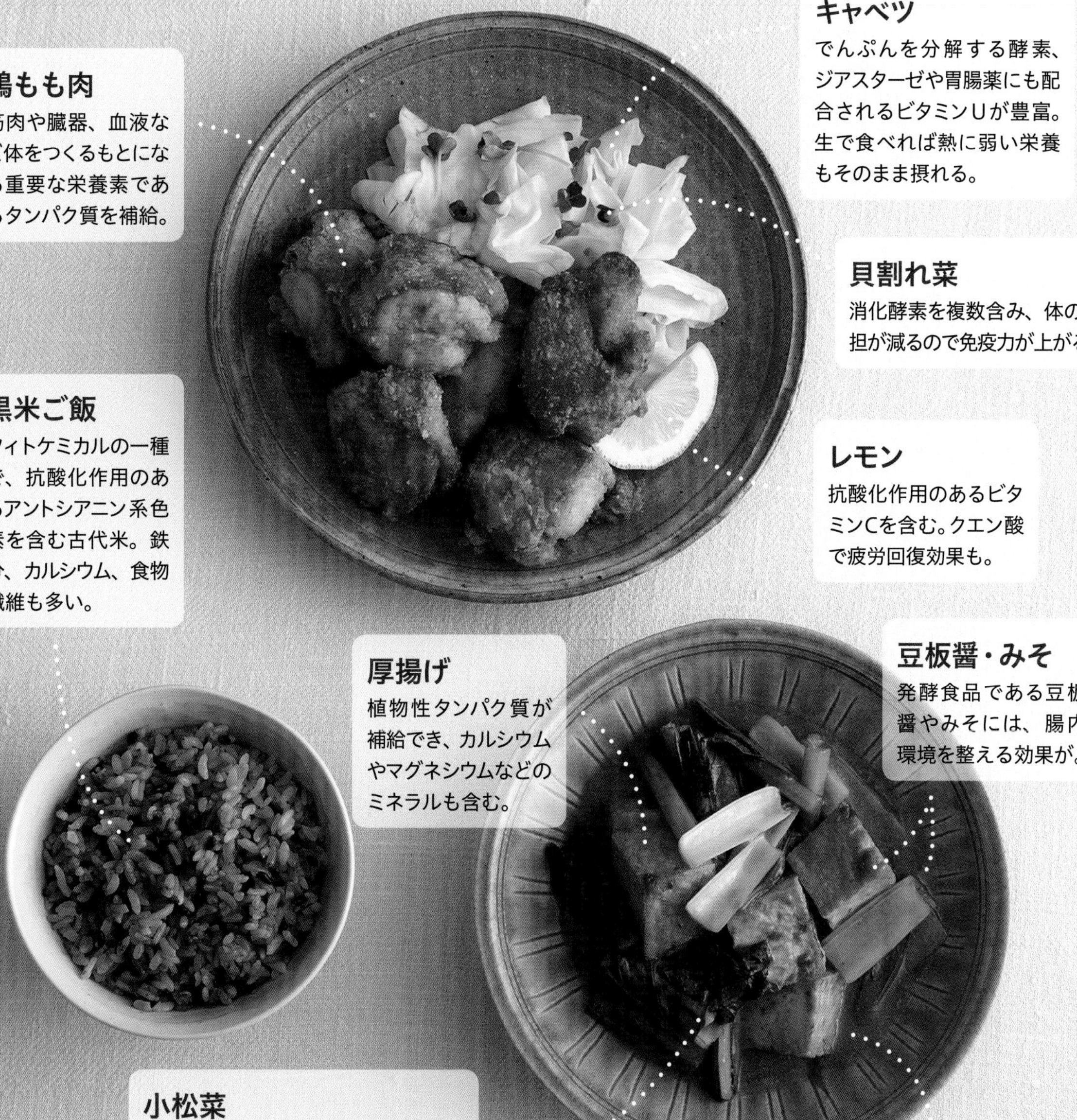

鶏もも肉
筋肉や臓器、血液など体をつくるもとになる重要な栄養素であるタンパク質を補給。

キャベツ
でんぷんを分解する酵素、ジアスターゼや胃腸薬にも配合されるビタミンUが豊富。生で食べれば熱に弱い栄養もそのまま摂れる。

貝割れ菜
消化酵素を複数含み、体の負担が減るので免疫力が上がる。

黒米ご飯
フィトケミカルの一種で、抗酸化作用のあるアントシアニン系色素を含む古代米。鉄分、カルシウム、食物繊維も多い。

レモン
抗酸化作用のあるビタミンCを含む。クエン酸で疲労回復効果も。

厚揚げ
植物性タンパク質が補給でき、カルシウムやマグネシウムなどのミネラルも含む。

豆板醤・みそ
発酵食品である豆板醤やみそには、腸内環境を整える効果が。

小松菜
βカロテン、ビタミンCのほかにカルシウムを骨に取り込むのを助けるビタミンK、鉄分、カルシウムなど、ひとつの素材で多様な栄養を含む。

水溶き片栗粉
煮ものなどに水溶き片栗粉でとろみをつけると、温かさが長く続き、体を温める。

免疫力が上がる2品献立

目次

お肉が主菜の2品献立

魚介が主菜の2品献立

サラダが主菜の2品献立

フライパンでパパッと2品献立

主食＋副菜の2品献立

Column

はじめに

コロナ禍を経て、改めて実感したのが日々の食事がいかに大切かということです。何を食べるかは、体を守ることの基本ともいえます。

しっかり免疫力をつけるには、まず、食事で生命活動に不可欠なエネルギーを補給すること。腸内環境を整えること。抗酸化力を高めたり、粘膜を強くして体を防御することも大事。これらがそろうことで免疫力、すなわち感染症などの病気にかかりにくく、元気な体を維持することができます。

こう言うとちょっと難しいように思われますが、基本はご飯などの炭水化物に肉や魚のタンパク質とビタミン、ミネラルが豊富な野菜や海藻をバランスよく摂るということ。生の野菜を摂ったり、不飽和脂肪酸などの良質な油をプラスする、体温を上げるなども欠かしたくないことです。

さらに効率よく体を強くするために、免疫力アップに寄与する食べものを選び、主にそれらを使ってレシピを作りました。忙しい現代では一汁三菜を用意するのは難しいとの声が多いので、思いきって2品献立にしてご提案します。

私たちの体をつくるのは、たまに食べる豪華なごちそうではなく、毎日の家庭料理。楽しみながら料理をして、ご自分やご家族の体を大事になさってください。

浜内 千波

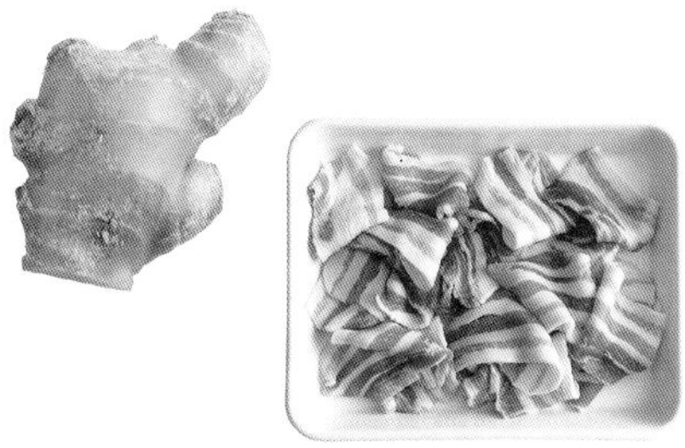

食材を賢く選んで免疫力を上げる

ほとんどの食材に体にいい作用がありますが、免疫力のことを考えると積極的に選びたい食材があります。それを免疫力アップ食材として次ページから詳しく紹介します。体をつくるエネルギー源になるもの、腸内環境を整えたり、抗酸化作用があるものなどを選んでいます。必要な栄養素から導き出したものや、発酵食品や香味野菜などよい機能を持つグループから選んだものなどがあります。

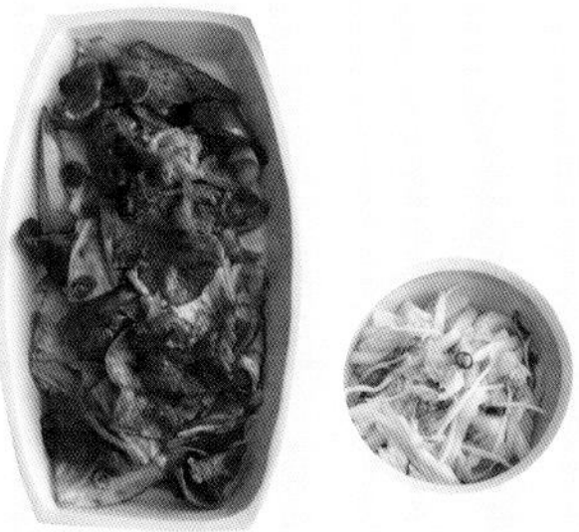

バランスが肝心。主食に主菜+副菜の献立が基本

ひとつの食材で必要な栄養が摂れる完全栄養食品はありません。多種類の食材を摂ることで、栄養を補い合い、吸収を助ける力が発揮できます。食の基本はバランス。肉や魚の主菜に野菜を中心にした副菜、そしてご飯という組み合わせです。2品献立では野菜が少し不足するので、主菜にも野菜を追加。体内に蓄積できない栄養も多いので、ぜひ毎食よいバランスの食事を摂ってください。

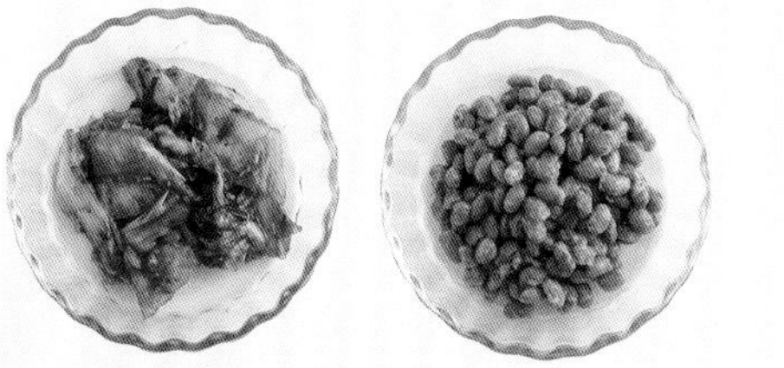

腸内環境を整え、体を強くする

腸内環境を整えることで、食べたものの消化、栄養の吸収、不要物の排出をスムーズにし、栄養がすみずみに届く体になります。納豆やキムチ、ヨーグルトなどの発酵食品や、野菜や海藻、大麦などに含まれる食物繊維は腸内の善玉菌を増やし、腸内環境を整えます。細菌やウイルスなどから体を守る免疫細胞の60％以上は腸に集まっているといわれています。よい腸内環境は体を強くするために欠かせません。

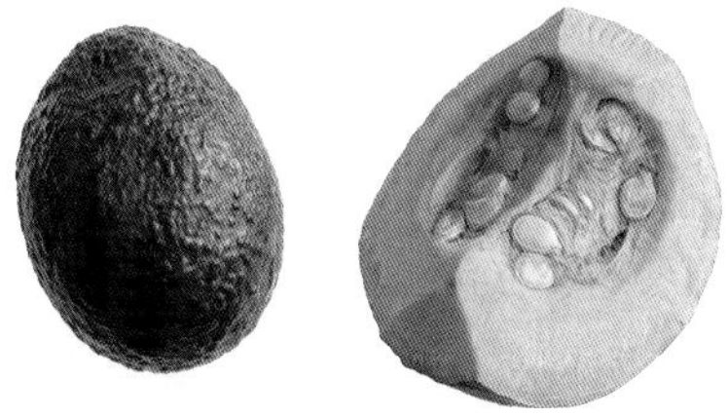

抗酸化作用と強い粘膜で体を防御

過剰な活性酸素は、老化やがんなどと関連しますが、抗酸化作用には活性酸素の産生を抑えたり、ダメージを修復する働きがあります。ビタミンC、ビタミンE、フィトケミカルなどには抗酸化作用があるといわれています。また、目や鼻、口などの粘膜にも細菌やウイルスから体を守る免疫機能があります。青背魚などの不飽和脂肪酸、野菜に多く含まれるビタミンA（βカロテン）などが粘膜の健康を守ります。

免疫力を上げる栄養素と食べもの1

体に不可欠なエネルギー源や体をつくる原料となり、さらに腸内環境を整えたり、粘膜を強くしたり、抗酸化作用を持つ主な食べものを栄養素から導き出しました。免疫力を上げるのに役立つ食材です。

栄養素・成分	主な働き	食材
炭水化物	体温を上げ、エネルギーになる	ご飯　パン　パスタ　そば　はちみつなど
タンパク質	体をつくる原料になる	肉　魚介　卵　豆類　乳製品　大豆製品(豆腐、厚揚げなど)　魚肉練り製品(かに風味かまぼこ、ちくわなど)など
ビタミンA	粘膜や皮膚の免疫力向上、抗酸化作用	卵　緑黄色野菜(小松菜、トマト、かぼちゃ、ピーマン、水菜など)　チーズなど
ビタミンC	皮膚や血管の老化を防ぎ(抗酸化作用)、免疫力を向上させる。ストレス緩和効果も	かぼちゃ　ブロッコリー　じゃがいも　さつまいも　パプリカ　ピーマン　アスパラガス　トマト　キャベツ　小松菜　水菜　大根やかぶの葉　キウイ　オレンジなど
ビタミンE	血管や肌・細胞などの老化を防止。強い抗酸化作用	ナッツ類　かぼちゃ　パプリカ　にら　アボカド　鮭など
ビタミンB群	糖質や脂質、アミノ酸などの代謝に関わる	豚肉　豚肉加工品　きのこ　玄米　とうもろこし　ブロッコリーなど
食物繊維	腸内環境を改善する	水溶性:大麦(もち麦、押し麦など)　ごぼう　オクラ　キウイ　アボカド　海藻など 不溶性:きのこ　豆類　緑豆春雨　野菜類　いも類など
発酵食品	腸内環境を改善し、消化吸収を助ける	キムチ　ヨーグルト　生ハム　納豆　いかの塩辛　チーズ　しょうゆ　酢　みそ　オイスターソース　豆板醤　甜麺醤　酒　かつお節(枯節)など
不飽和脂肪酸	動脈硬化の予防、抗炎症作用	ナッツ類　アボカド　オリーブオイルなど
DHA・EPA	抗炎症作用、血流促進	青背魚(さば、いわしなど)　鮭など
クエン酸	血流改善、疲労回復	梅干し　レモンなど

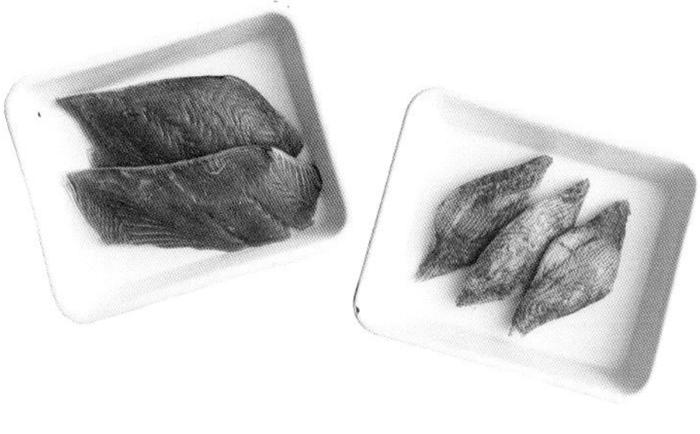

タンパク質も体をつくる原料。しっかり摂って

タンパク質は肉や魚、豆類に豊富で、筋肉や臓器など体を構成する主成分となります。たえずつくり替えられるので毎食補給するのが理想的。不足すると体全体の機能低下を招きます。1日の必要量は体重60kgの人なら60gとなり、毎食20gが目安に。肉や魚は重量の2割強、卵1個（50g）は6.2g、納豆1パック（50g）は8.3gが含まれます。高齢者も若者とほぼ同じ量が必要とされます。

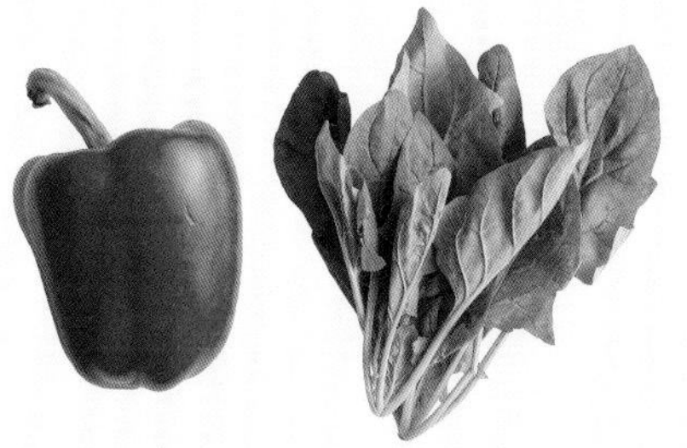

ビタミンACE（エース）で免疫力を上げます

野菜などに多く含まれるビタミンの中でも免疫力を高めるのがビタミンA、C、E。ACE（エース）と覚えてください。野菜に含まれるビタミンAはβカロテンといい、皮膚・粘膜の健康を保ち、感染症を防ぎます。ビタミンCとEは異なった抗酸化作用があり、ビタミンCはEを酸化されていない状態に戻す力もあるので、いっしょに摂るとより効果が高まります。それぞれ体内では合成されないので、食事で補給を。

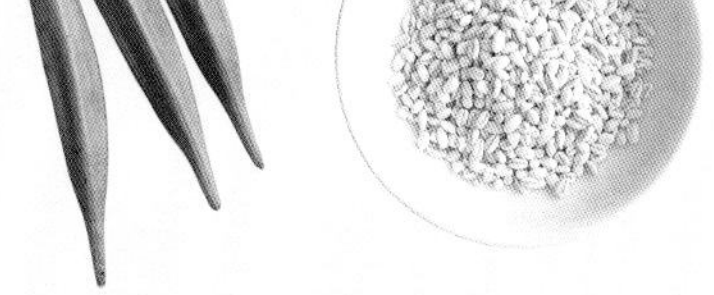

不溶性と水溶性の2種類の食物繊維をバランスよく

水溶性食物繊維は水分を吸収してゲル状になるので、腸管での余分な栄養素や有害物質を抱え込み、排出する作用があります。不溶性は水分を吸収してかさを増やし、腸のぜん動運動を活発化。排便を促し、有害物質を排出します。違う働きがあるので両方摂りたいですが、水溶性が特に不足気味。ご飯にもち麦や押し麦をプラスしたり、海藻やオクラ、ごぼう、アボカドなどを積極的に摂ってください。

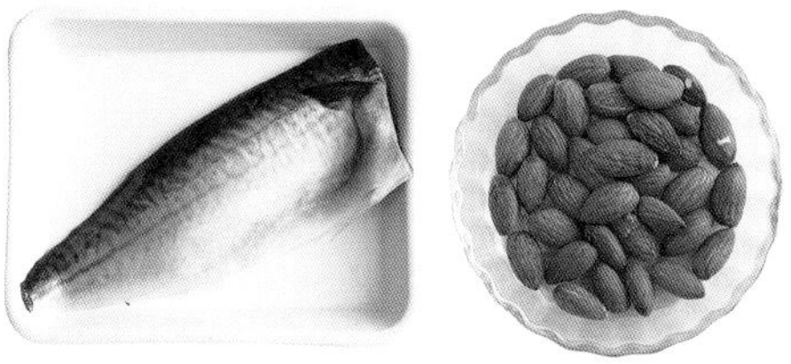

質のよい脂質は不飽和脂肪酸で摂取

脂質、炭水化物、タンパク質は体をつくり、エネルギー源となる三大栄養素ですが、現代の食生活では脂質はオーバー気味。脂質には、肉類に含まれて血液の粘度を上げる飽和脂肪酸と、ナッツ類や魚類に含まれる不飽和脂肪酸に分かれます。飽和脂肪酸はできるだけ減らし、不飽和脂肪酸を増やすように量より質を意識することをおすすめします。青背魚に豊富なDHAやEPAも不飽和脂肪酸のひとつです。

免疫力を上げる栄養素と食べもの2（フィトケミカルの代表例）

フィトケミカルとは植物栄養素ともいわれ、植物が持っている自身を守るために生み出した栄養成分。人の体内で増えすぎた活性酸素を除去したり、生活習慣病などを予防する効果もあり、注目されています。

種類	栄養素・成分	食材
色が濃いもの	βカロテン	にんじん　かぼちゃ　水菜など
	リコピン	トマト　にんじん　パプリカなど
	ルテイン	ほうれん草など
	アントシアニン	なす　紫キャベツ　紫玉ねぎ　サニーレタス　きゅうり　りんご　オリーブ（黒）など
	クロロフィル	ほうれん草など
香りが強いもの	リモネン	レモンなど
	シトラール	しょうが　レモンなど
えぐみ・渋みのあるもの	クロロゲン酸	ごぼうなど
	イソフラボン	大豆
辛みのあるもの	硫化アリル	玉ねぎ　長ねぎ　大根　にんにくなど
	イソチオシアネート	大根　貝割れ菜　キャベツ　白菜　レタス　ブロッコリー　ルッコラ　粒マスタード　わさびなど
	カプサイシン	唐辛子　七味唐辛子　カレー粉など
	ピペリン	黒こしょう
粘りのあるもの	粘り成分	長いも　オクラなど

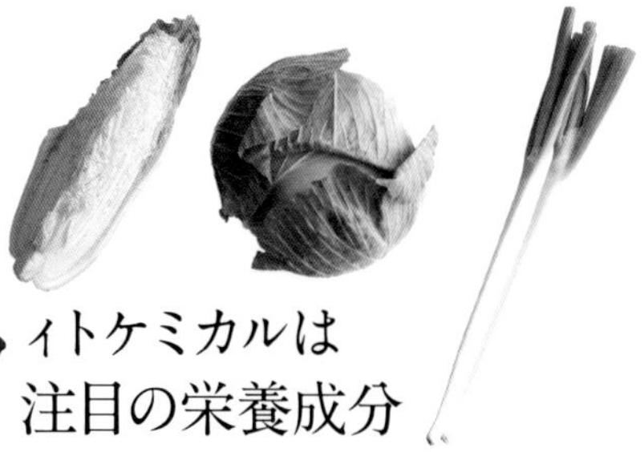

フィトケミカルは注目の栄養成分

野菜にはビタミンやミネラルのほかに、野菜特有のフィトケミカル（植物栄養素）という成分があり、これは植物の色や香り、えぐみ・渋み、辛み、粘りなどを指します。ほとんどのフィトケミカルに抗酸化作用があり、免疫力アップに役立つことがわかっています。さらに硫化アリルには抗がん作用や抗菌作用、イソチオシアネートにも抗がん作用などの機能が。少量ずつでも組み合わせて摂ることをおすすめします。

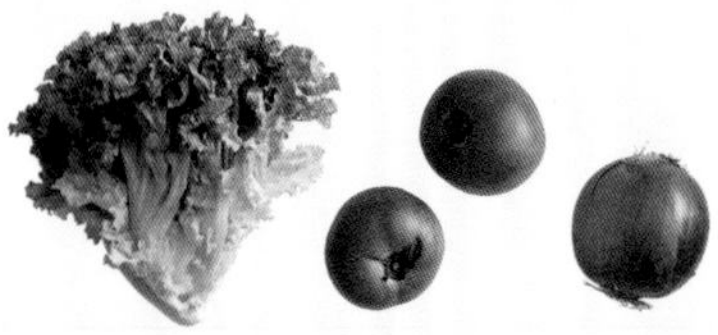

色の濃い野菜に含まれるフィトケミカル

フィトケミカルの中で、野菜の色素に関わるのがβカロテンやリコピン、アントシアニンなど。赤や紫など色はさまざまですが、いずれも色の濃い野菜に含まれます。βカロテンはビタミンAと同様の働きをし、皮膚や粘膜の健康を維持。アントシアニンはサニーレタスや紫玉ねぎ、なすの皮などに含まれます。トマトなどに含まれるリコピンはβカロテン以上の抗酸化作用が期待できます。

本書の使い方

◎主菜（最終章は主食）＋副菜の2品を紹介しています。下にある料理名が副菜です。

◎2品で摂れる栄養や免疫力を上げるポイント、味や調理法の組み合わせ、栄養バランスなどを説明します。

◎それぞれの料理で摂れる栄養をより詳しく紹介。作り方の大まかな流れやおいしさの理由も。

◎材料表でピンクの下線を引いた食材は、P6、8で紹介した「免疫力を上げる食べもの」です。

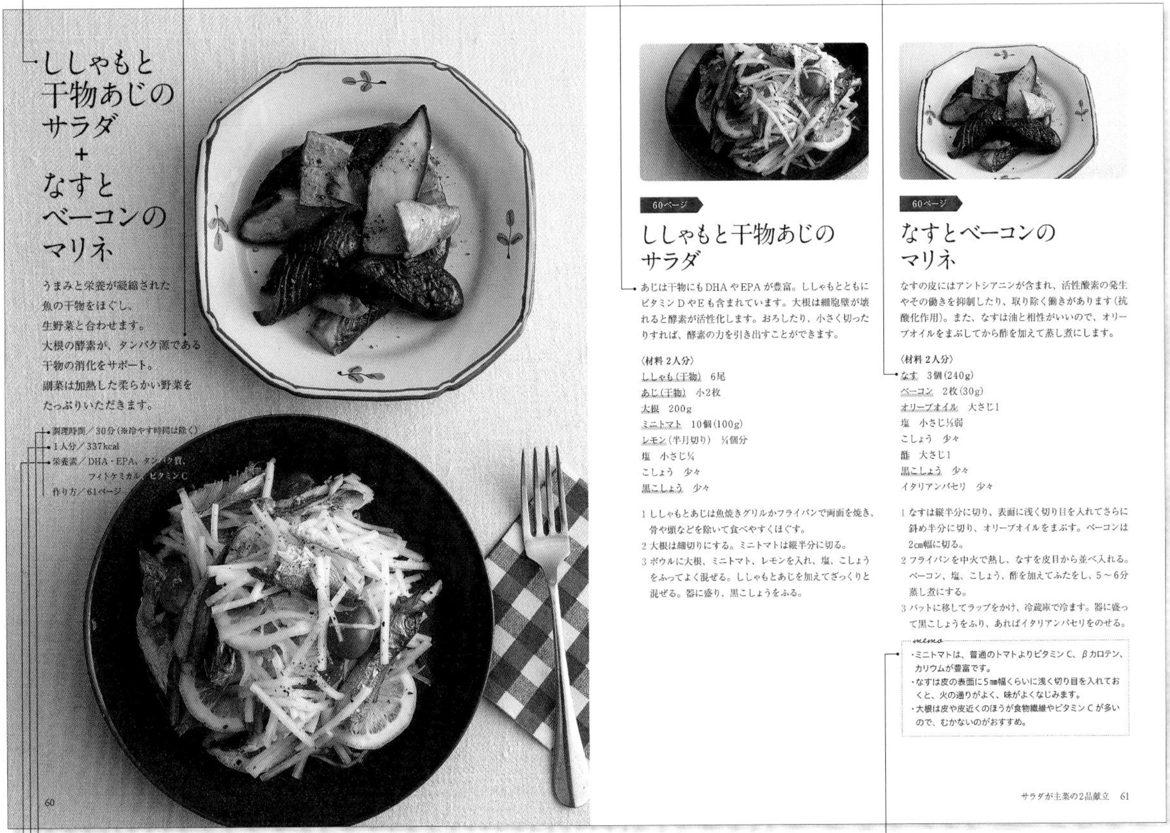

ししゃもと干物あじのサラダ
＋
なすとベーコンのマリネ

うまみと栄養が凝縮された魚の干物をほぐし、生野菜と合わせます。大根の酵素が、タンパク源である干物の消化をサポート。副菜は加熱した柔らかい野菜をたっぷりいただきます。

調理時間／30分（※冷やす時間は除く）
1人分／337kcal
栄養素／DHA・EPA、タンパク質、フィトケミカル、ビタミンC
作り方／61ページ

60

60ページ

ししゃもと干物あじのサラダ

あじは干物にもDHAやEPAが豊富。ししゃもとともにビタミンDやEも含まれています。大根は細胞壁が壊れると酵素が活性化します。おろしたり、小さく切ったりすれば、酵素の力を引き出すことができます。

〈材料 2人分〉
ししゃも（干物）　6尾
あじ（干物）　小2枚
大根　200g
ミニトマト　10個（100g）
レモン（半月切り）　¼個分
塩　小さじ¼
こしょう　少々
黒こしょう　少々

1 ししゃもとあじは魚焼きグリルかフライパンで両面を焼き、骨や頭などを除いて食べやすくほぐす。
2 大根は細切りにする。ミニトマトは縦半分に切る。
3 ボウルに大根、ミニトマト、レモンを入れ、塩、こしょうをふってよく混ぜる。ししゃもとあじを加えてざっくりと混ぜる。器に盛り、黒こしょうをふる。

60ページ

なすとベーコンのマリネ

なすの皮にはアントシアニンが含まれ、活性酸素の発生やその働きを抑制したり、取り除く働きがあります（抗酸化作用）。また、なすは油と相性がいいので、オリーブオイルをまぶしてから酢を加えて蒸し煮にします。

〈材料 2人分〉
なす　3個（240g）
ベーコン　2枚（30g）
オリーブオイル　大さじ1
塩　小さじ⅓弱
こしょう　少々
酢　大さじ1
黒こしょう　少々
イタリアンパセリ　少々

1 なすは縦半分に切り、表面に浅く切り目を入れてさらに斜め半分に切り、オリーブオイルをまぶす。ベーコンは2cm幅に切る。
2 フライパンを中火で熱し、なすを皮目から並べ入れる。ベーコン、塩、こしょう、酢を加えてふたをし、5～6分蒸し煮にする。
3 バットに移してラップをかけ、冷蔵庫で冷ます。器に盛って黒こしょうをふり、あればイタリアンパセリをのせる。

memo
・ミニトマトは、普通のトマトよりビタミンC、βカロテン、カリウムが豊富です。
・なすは皮の表面に5㎜幅くらいに浅く切り目を入れておくと、火の通りがよく、味がよくなじみます。
・大根は皮や皮近くのほうが食物繊維やビタミンCが多いので、むかないのがおすすめ。

サラダが主菜の2品献立　61

◎2品いっしょに作る調理時間の目安

◎2品で摂れる1人分のkcal（熱量）

◎2品で摂れる免疫力が上がる代表的な栄養素や成分

◎免疫力を上げる食べものの紹介や、よりよく栄養が摂れたり、より効率的においしく調理できるコツを掲載。代替食材も紹介します。

- 計量単位は、1カップ＝200㎖、大さじ1=15㎖、小さじ1=5㎖です。
- 電子レンジは600Wのものを使っています。500Wの場合は1.2倍の加熱時間を目安としてください。
- オーブントースターは1000Wのものを使っています。
- 本書の料理の作り方では、基本的に野菜の皮はむかずに丁寧に水洗いしてから使っています。皮をむく場合は、作り方に記載しています。
- はちみつがない場合は砂糖で代用できます。はちみつ大さじ1に対して砂糖大さじ3の割合で使ってください。
  ※重量表記（g）の場合は、はちみつ10gに対して砂糖13gにしてください。

お肉が主菜の2品献立

two meals for your healthy life

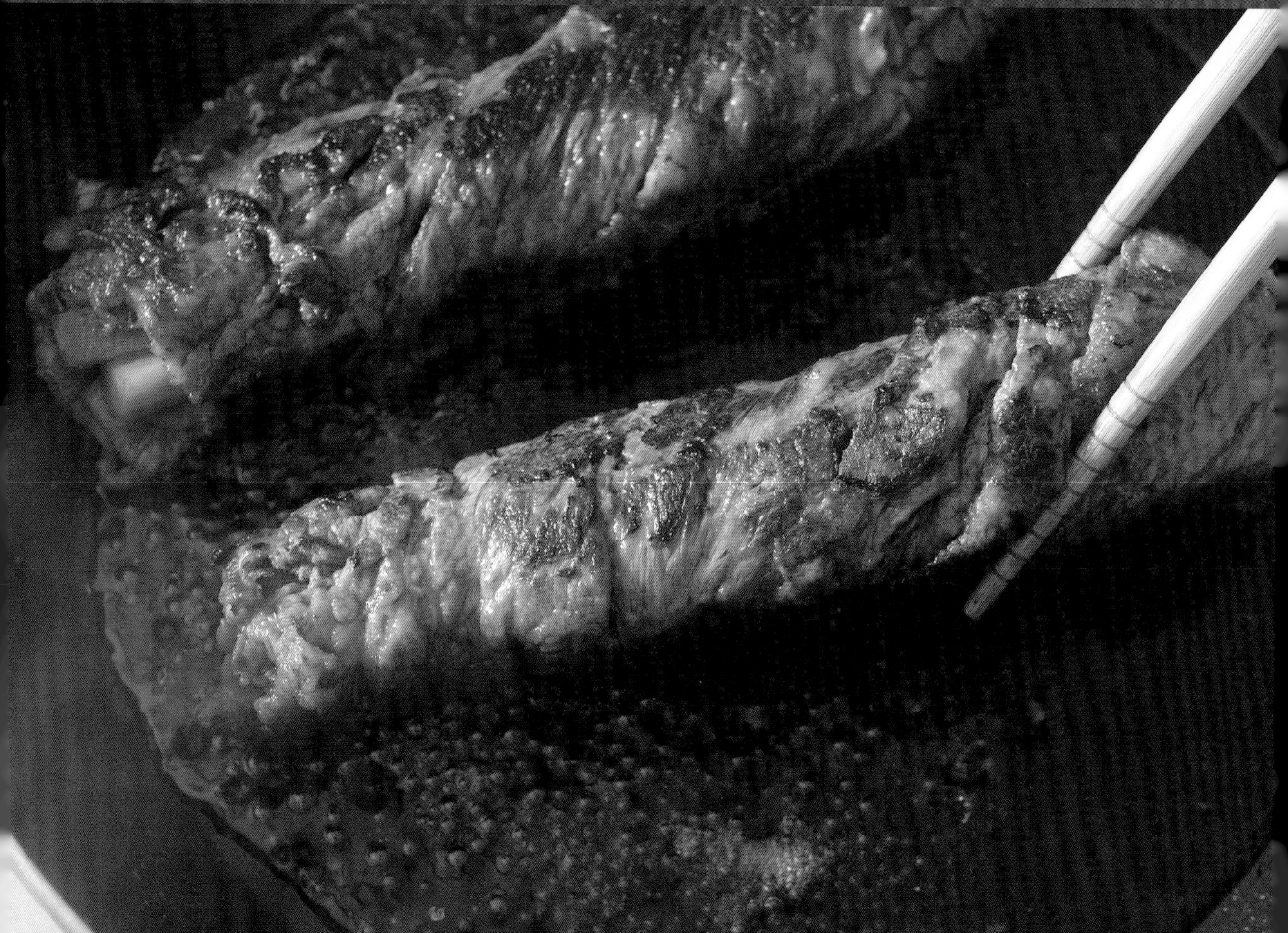

欠かしたくない栄養素、タンパク質を肉でしっかり摂ります。牛肉、豚肉、鶏肉、そしてひき肉を使った主菜に、副菜1品を合わせた2品献立。和風、洋風、中華、韓国風と幅広いレシピを紹介します。肉は、下ごしらえがほとんどいらず、手軽に料理できるのが大きなメリット。季節による影響も少ないので、いつでも好きなときに安定した価格で入手できる、もっとも身近なタンパク源といえます。肉の中でもおすすめしたい部位や、合わせる食材によって免疫力が上げられるものを選びました。

お肉で免疫力をアップする4つのポイント

豚肉には
ビタミンB群が豊富

牛肉や鶏肉にはほとんど含まれませんが、豚肉にはビタミンB_1、B_2が豊富。特にビタミンB_1は、いっしょに食べることが多いご飯やパンに含まれる糖質をエネルギーに変えてくれます。うまく代謝できなかった糖質は体脂肪になってしまうので、欠かしたくないビタミンです。

鶏むね肉には
抗酸化作用と疲労軽減効果あり

鶏むね肉はイミダゾールペプチドが含まれ、抗酸化作用があるといわれています。体内で過剰に活性酸素が増えると免疫機能の低下や老化の原因になりますが、イミダゾールペプチドには活性酸素による酸化を抑える力が期待されます。疲労軽減にも効果があるといわれています。

赤身肉は
脂肪が少なめ

脂肪はエネルギー源として必要な栄養素ですが、肉に含まれる脂肪は過剰摂取すると悪玉コレステロールを増加させます。牛肉や豚肉の赤みが強いものは脂肪が少なく、鉄分が多め。特にひき肉は全体が白っぽいものは脂肪が多くなっているので、赤みが強いものをおすすめします。

牛肉のステーキの焼き加減は
実はレアが消化がよい

外側は焼けていても内側は赤みが残った状態のレアステーキ。完全に内側まで火の通ったウェルダンに比べると、レアやミディアムレアのほうが消化吸収がよいそうです。ただ衛生的な牛肉といえども表面は十分焼くのが鉄則。また、牛ひき肉の場合はしっかりと中まで火を通して。

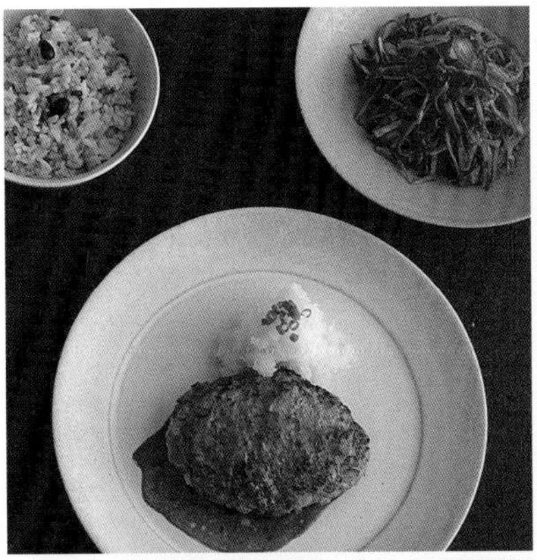
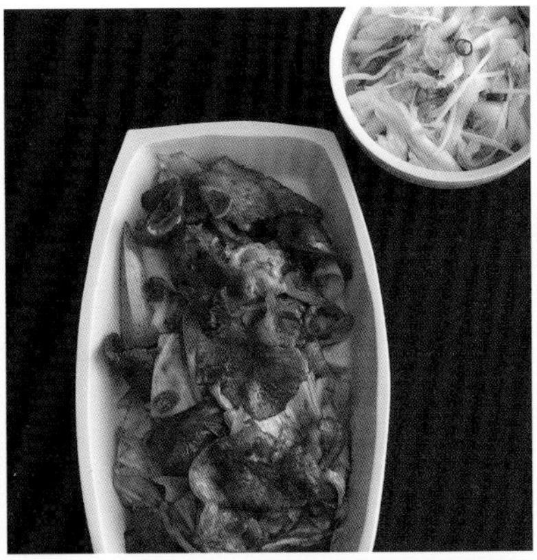
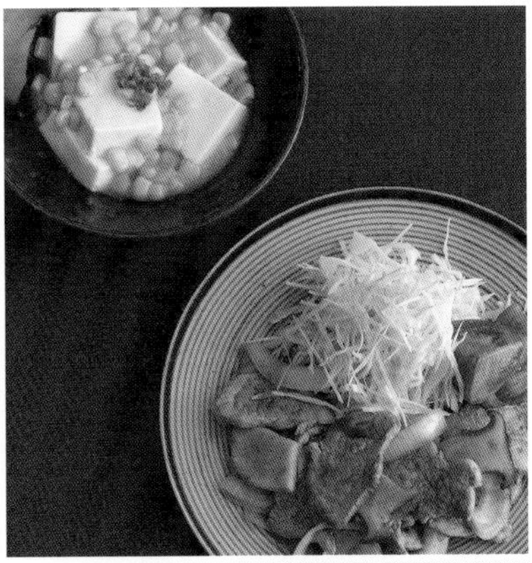
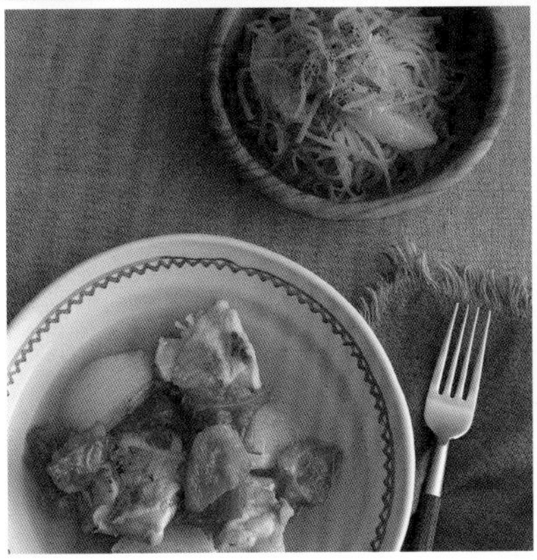
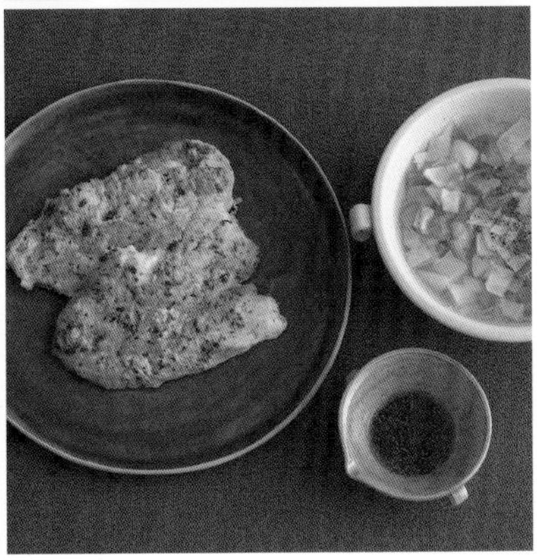
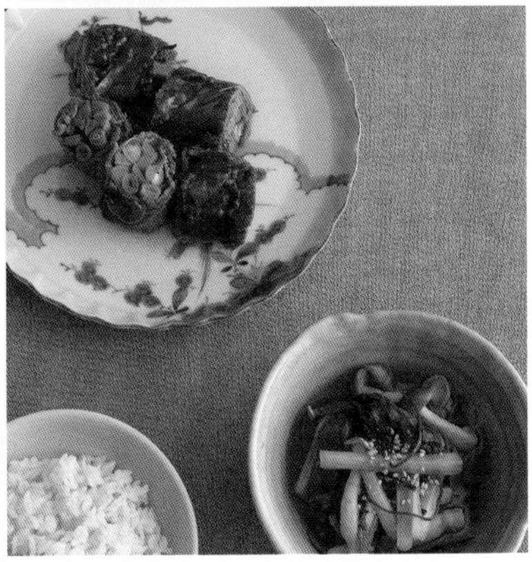

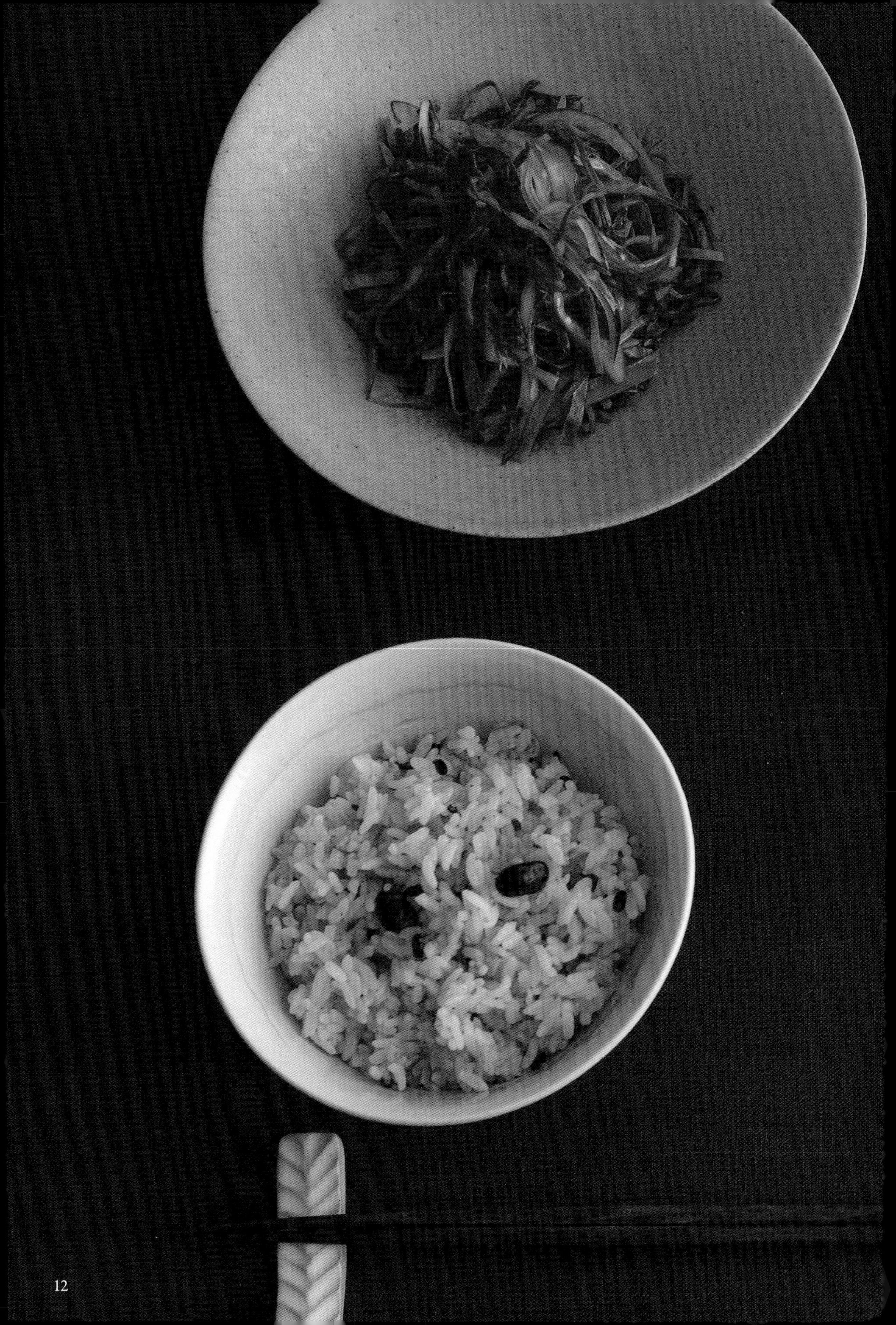

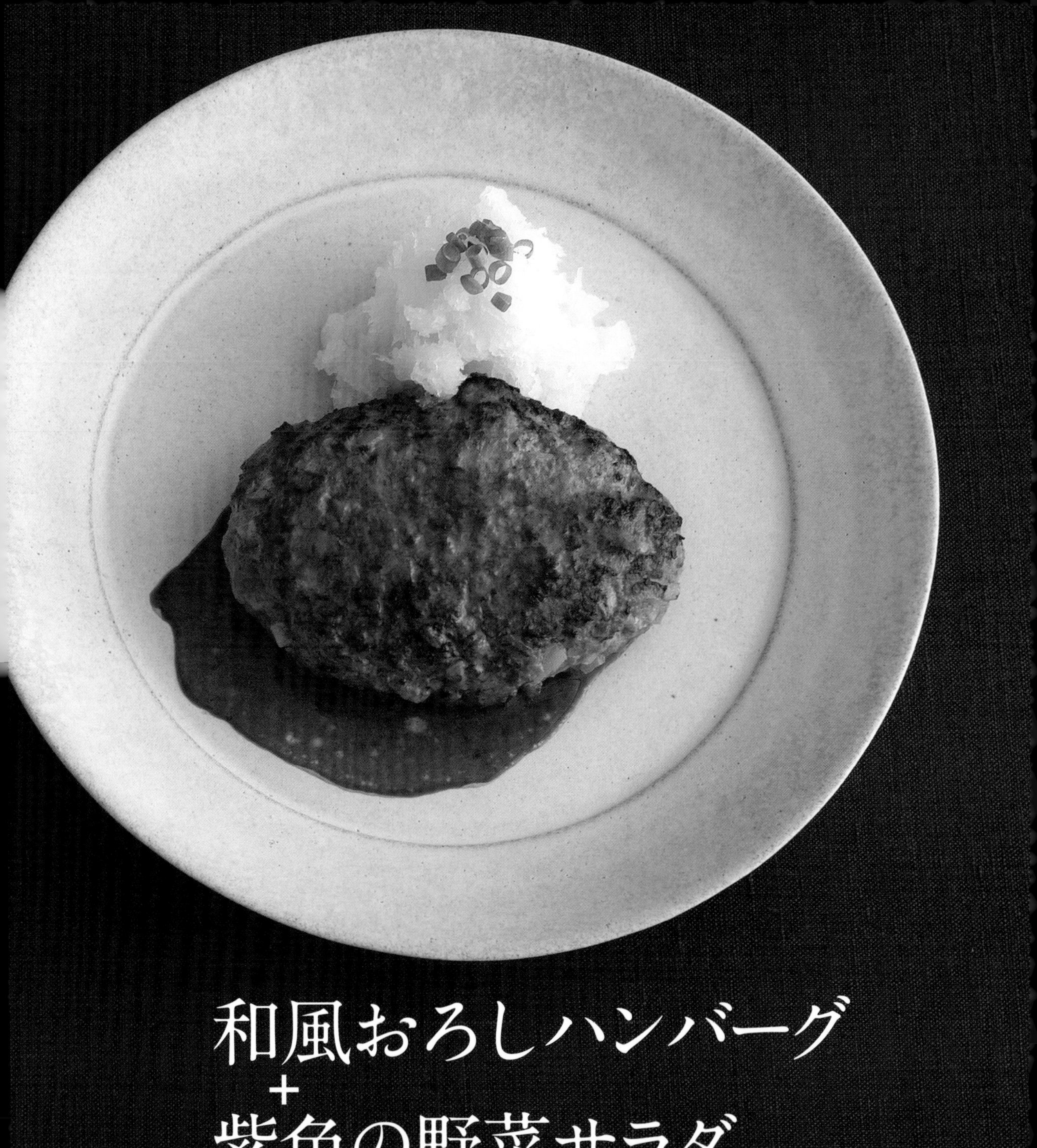

和風おろしハンバーグ
＋
紫色の野菜サラダ

ハンバーグでおいしく、しっかりと動物性タンパク質をいただきます。
副菜では野菜をたっぷり使ったサラダでビタミンやミネラル、食物繊維を補給。
紫色の野菜に含まれるアントシアニンの抗酸化作用も期待できます。

調理時間／ 30分
1人分／ 443kcal（※ご飯は含まない）
栄養素／タンパク質、フィトケミカル、ビタミンC
作り方／ 16·17ページ

回鍋肉
＋
白菜としょうがの甘酢漬け

回鍋肉の豚バラ肉は疲労回復効果のある
ビタミンＢ群を含み、コクとうまみが多い部位。
その分、脂肪分が多めですが、
免疫系細胞の活性化が期待でき、
低カロリーの白菜でバランスをとります。

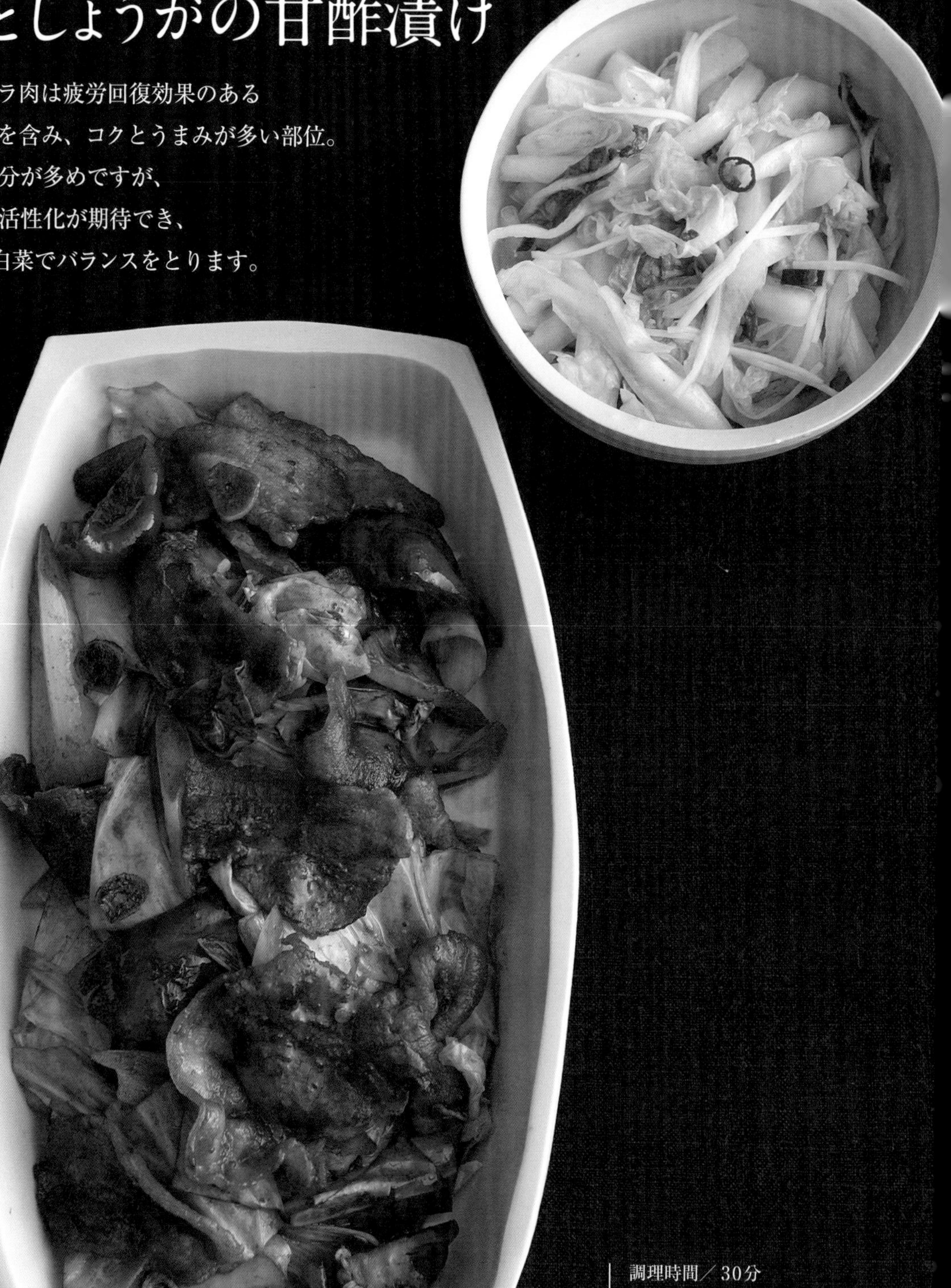

調理時間／30分
1人分／624kcal
栄養素／タンパク質、ビタミンＢ群、
　　　　フィトケミカル
作り方／18ページ

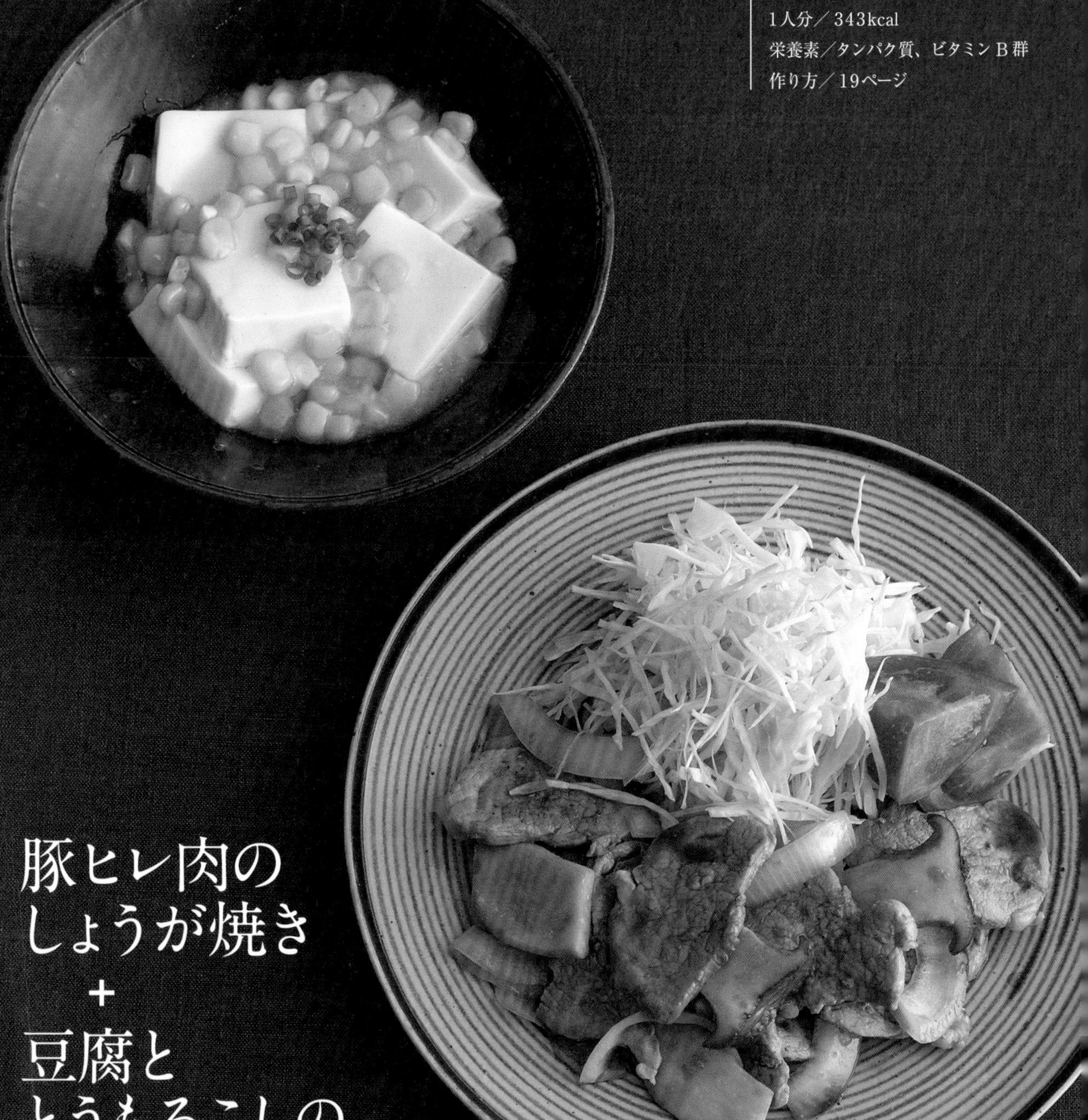

調理時間／30分
1人分／343kcal
栄養素／タンパク質、ビタミンＢ群
作り方／19ページ

豚ヒレ肉のしょうが焼き ＋ 豆腐ととうもろこしのさっと煮

豚ヒレ肉のしょうが焼きでは、
玉ねぎやエリンギをいっしょに焼き、
キャベツやトマトなどの生野菜を
添えているので、野菜は十分。
副菜ではビタミンＢ群が豊富なとうもろこしの
一品をプラスし、さらに代謝アップ。

12・13ページ

和風おろしハンバーグ

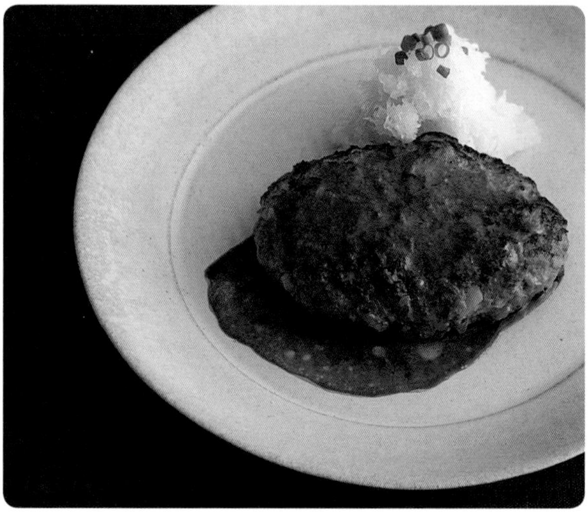

大根おろしの酵素であるアミラーゼやプロテアーゼが、ハンバーグの消化を助けてくれます。かるくしぼったときに出る大根おろしの汁は、肉汁やしょうゆと煮詰めて自然な甘みのある、おいしいハンバーグソースに。大根を余すところなくいただきます。

〈材料 2人分〉

合いびき肉　200g
玉ねぎ　½個(100g)
大根　200g
卵　½個
塩　小さじ½弱
こしょう　少々
サラダ油　大さじ½
しょうゆ　大さじ1
万能ねぎ(小口切り)　適量

1 玉ねぎはみじん切りにする。大根はすりおろし、しぼって汁は取り分けておく。
2 ボウルにひき肉を入れ、塩、こしょうを加え、さっとこねる。粘りが出すぎない程度にこねたら卵を加え(a)、さらにこねる。玉ねぎを加えて混ぜ(b)、2等分する。両手でキャッチボールをするように交互に打ちつけ、約1cm厚さの小判形にまとめる。
3 フライパンを強めの中火で熱し、サラダ油を入れて2を並べ入れる。1分ほど焼いて焼き目がついたら裏返し(c)、弱めの中火にしてふたをし、5〜6分蒸し焼きにして火を通す。火を止めて器に盛る。
4 3のフライパンに残った肉汁に大根おろしの汁を加え(d)、強めの中火にかけて大さじ2ほどの量になるまで煮詰める。しょうゆを加えてひと煮立ちさせ、ハンバーグにかける。大根おろしを添えて万能ねぎをのせる。

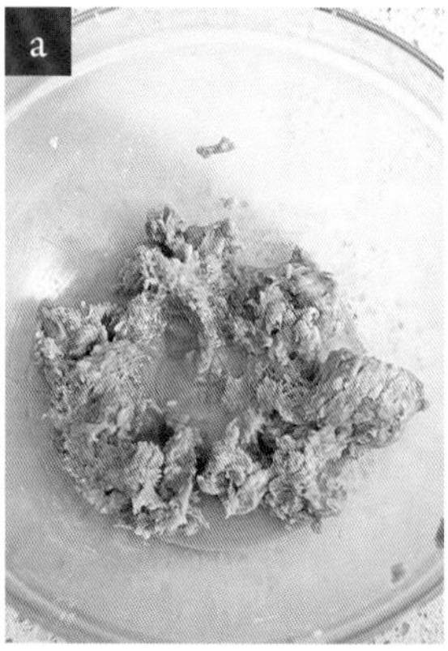
a

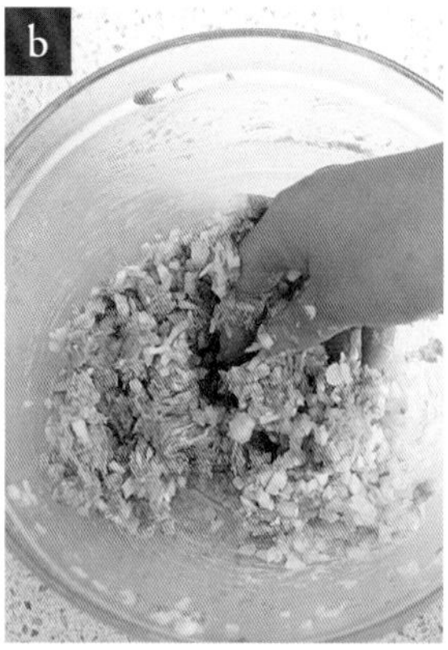
b

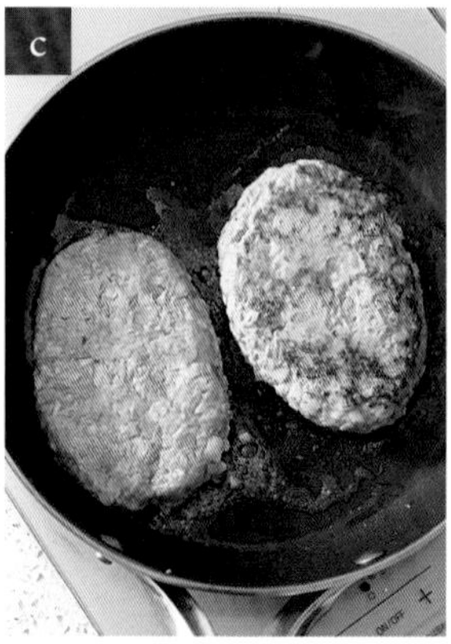
c

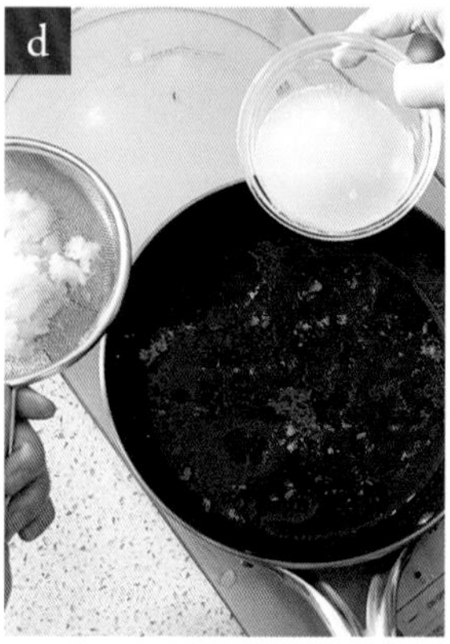
d

12・13ページ

紫色の野菜サラダ

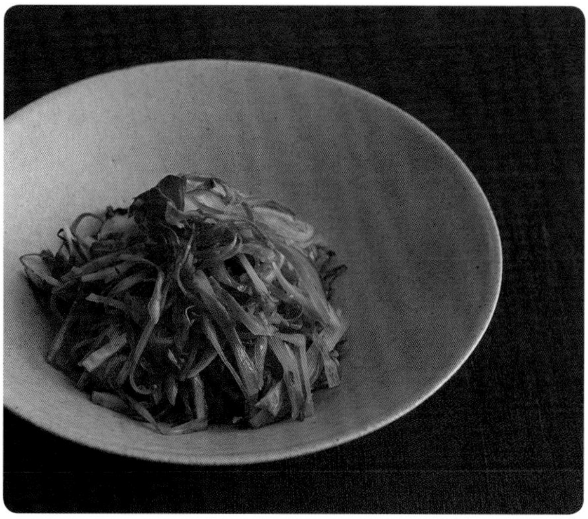

野菜は少ししんなりさせることでかさを減らして、たっぷり食べられるようにします。フレッシュな食感をいかしたいので、電子レンジの加熱時間は2分だけでOK。加熱時間を短くすることで、野菜に含まれるビタミン類や酵素の損失も抑えます。

〈材料 2人分〉
紫キャベツ　⅛個（150g）
紫玉ねぎ　¼個（50g）
にんじん　⅕本（30g）
酢　大さじ1
塩　小さじ⅓強
オリーブオイル　大さじ1
こしょう　少々

1 紫キャベツ、にんじんは5～6㎝長さのせん切りにする。紫玉ねぎは繊維に逆らって薄切りにし、すべて耐熱のボウルに入れ、酢を加えて混ぜる。ふんわりとラップをかけ（a）、全体が温まる程度に電子レンジで2分ほど加熱する。
2 塩（b）、オリーブオイル、こしょうの順に加えて菜箸で全体をよく混ぜる。

memo
・大根には抗酸化作用のあるイソチオシアネートが含まれます。これは切ったり、おろしたりすることで細胞が壊れて生成されるもの。皮ごとおろすことで、皮に多い酵素やビタミンCもしっかり摂れます。
・紫キャベツ、紫玉ねぎには抗酸化作用のあるアントシアニンが含まれます。

※十六穀ご飯を添えました。

a

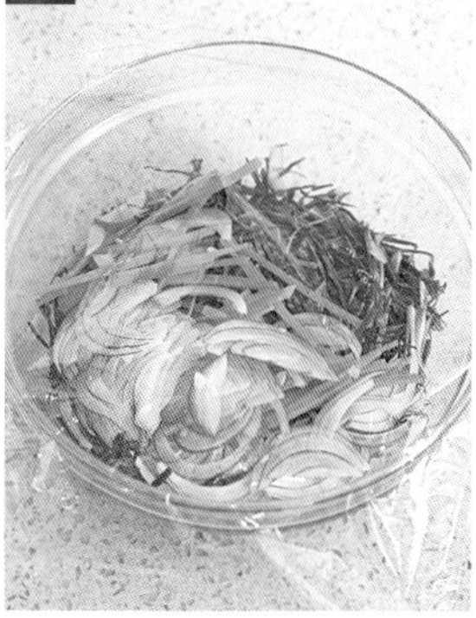

b

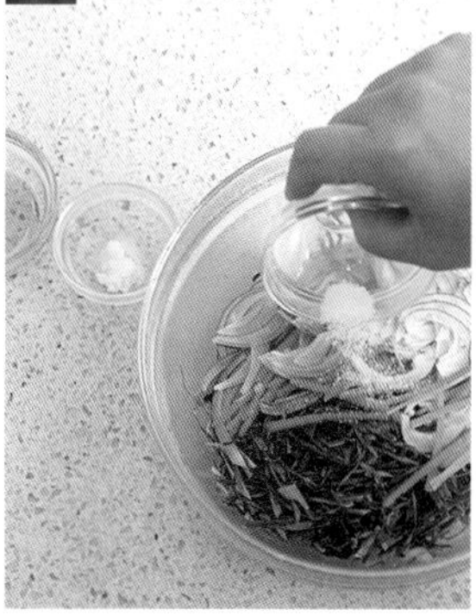

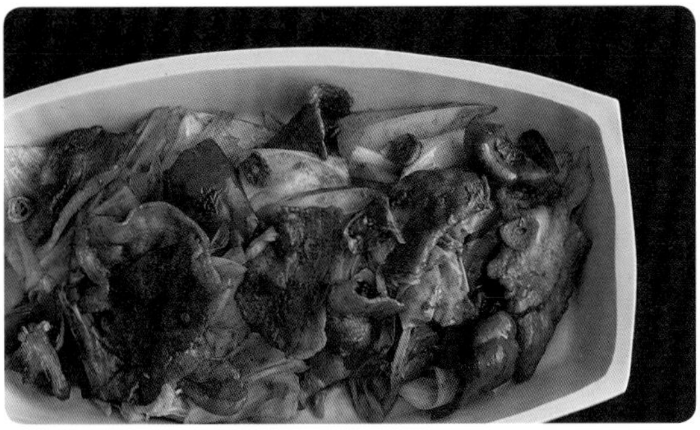

14ページ

回鍋肉

キャベツは、強い抗酸化力があるイソチオシアネートを生かすためにさっと炒める程度に。豚肉に含まれるビタミンB_1は、ご飯などの糖質が体内でエネルギーに変わるのに不可欠。糖質が代謝できないと体脂肪になってしまいます。

〈材料 2人分〉

キャベツ　⅙個(200g)
豚バラ薄切り肉　200g
長ねぎ　½本(50g)
ピーマン　1個
にんにく　1片
サラダ油　小さじ1
豆板醤　小さじ1
甜麺醤　大さじ1
しょうゆ・酒　各大さじ1弱
こしょう　少々

1 キャベツは4cm四方に切る。長ねぎは約1cm幅の斜め切りにする。ピーマンは種ごと乱切りにする。にんにくは薄切りにする。豚肉はキャベツに合わせて4cm長さに切る。
2 フライパンを中火で熱し、サラダ油を入れてキャベツ、ピーマン、長ねぎを加えてさっと炒め、取り出す。
3 同じフライパンににんにくを入れ、弱火で香りが出てきたら豚肉を加え、豆板醤、甜麺醤、しょうゆ、酒、こしょうを加えて炒め合わせる。**2**の野菜を戻し入れ、ざっくりと炒め合わせる。

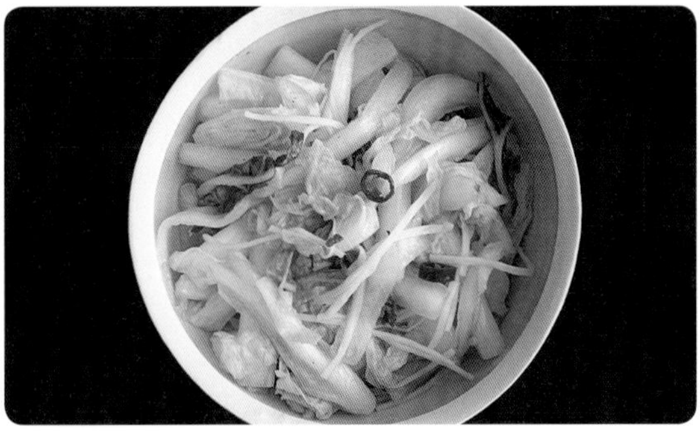

14ページ

白菜としょうがの甘酢漬け

βカロテンなどは緑黄色野菜のほうに多く含まれますが、淡色野菜でも白菜は免疫系細胞を活性化するといわれている大事な野菜。しょうがや赤唐辛子で風味をつけるだけでなく、血行を促進し、体温を上げます。

〈材料 2人分〉

白菜　⅛個(400g)
しょうが(せん切り)　大1かけ分(20g)
塩　小さじ⅔
赤唐辛子(輪切り)　1本分
砂糖　大さじ2
酢　大さじ4
ごま油　大さじ1

1 白菜は軸は1cmほどの細切り、葉はざく切りにする。ボウルに白菜、塩を入れてもみ、10分ほどおく。別のボウルに砂糖、酢を混ぜておく。
2 白菜の水けをしぼって調味料のボウルに入れ、しょうが、赤唐辛子とともに30分ほど漬ける。器に盛り、熱したごま油を回しかける。

memo

・ピーマンはぜひ種とヘタもいっしょにいただきましょう。ビタミンPが豊富で、血行促進効果が期待できます。
・発酵食品である甜麺醤や豆板醤は腸内環境を整える効果が。甜麺醤がない場合は、同じ発酵食品であるみそ小さじ1と砂糖大さじ½で代用を。

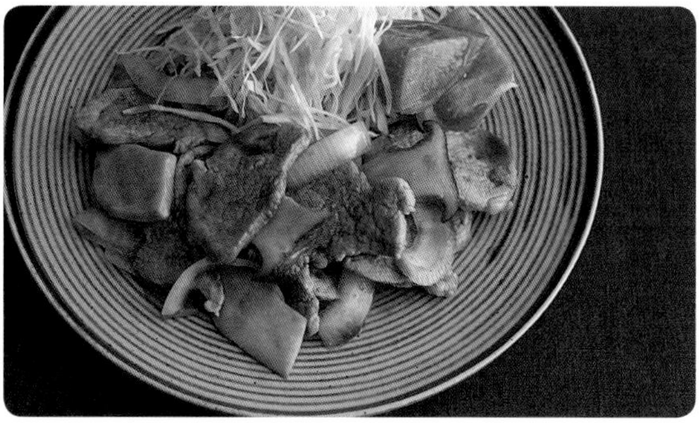

15ページ

豚ヒレ肉のしょうが焼き

豚ヒレ肉は柔らかさがありながら脂肪が少なく、タンパク質を多く含みます。あまり薄切り肉としては売られていないので、かたまり肉を買って薄切りにします。しょうがは半量を肉にもみ込んでおき、酵素の力でヒレ肉特有の柔らかさをキープします。

〈材料 2人分〉

豚ヒレかたまり肉　150g
玉ねぎ　½個(100g)
エリンギ　1本(50g)
しょうが(すりおろす)　1かけ分(10g)
塩・こしょう　各少々
サラダ油　大さじ1
しょうゆ・酒　各大さじ1
砂糖　小さじ2
キャベツ(せん切り)　適量
トマト(一口大に切る)　適量

1 豚肉は一口大の薄切りにする。玉ねぎは繊維を断ち切るように1cm幅に切る。エリンギは長さを半分に切って縦に3mm厚さに切る。豚肉にしょうがの半量、塩、こしょうをもみ込む。
2 フライパンを中火で熱し、サラダ油を入れて豚肉、玉ねぎ、エリンギを加えて炒める。肉の色が変わったら取り出して火を止める。
3 同じフライパンにしょうゆ、酒、砂糖を入れて中火にかける。**2**を戻し入れ、残りのしょうがを加えてさっと炒め合わせ、器に盛る。キャベツとトマトを添える。

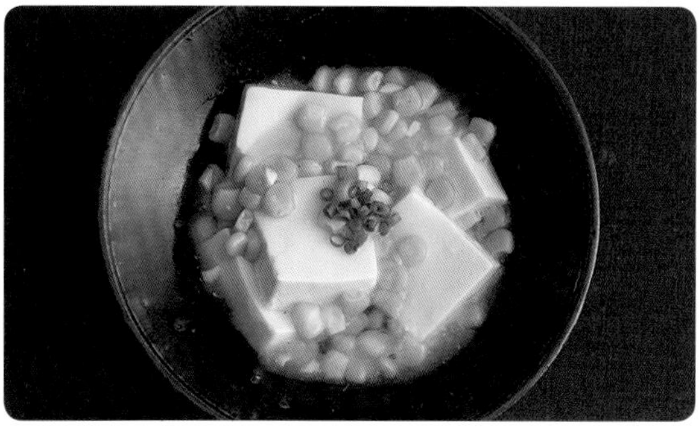

15ページ

豆腐ととうもろこしのさっと煮

副菜にはのどごしがやさしく、体が温まる煮ものを。水溶き片栗粉でとろみをつけることで口あたりがよくなるだけでなく、温度も下がりにくくなります。豆腐は低カロリーでタンパク質が補給でき、カルシウムやイソフラボンも補えます。

〈材料 2人分〉

絹ごし豆腐　200g
とうもろこし(缶詰・ホールタイプ)　100g
とうもろこしの缶汁　あれば大さじ1強
酒　大さじ1
塩　小さじ½
こしょう　少々
水溶き片栗粉＊　大さじ1と½
ごま油　大さじ½
万能ねぎ(小口切り)　適量
＊片栗粉1：水2の割合で溶いたもの

1 豆腐は1cm強厚さの一口大に切る。
2 鍋に水½カップ、とうもろこしの缶汁、酒を入れて中火にかけ、ひと煮立ちしたら塩、こしょうを加える。
3 豆腐、とうもろこしを加えて弱めの中火にし、静かに3分ほど煮込む。水溶き片栗粉でとろみをつけ、ごま油を回し入れる。器に盛り、万能ねぎをのせる。

memo

・しょうが焼きに添えたトマト、キャベツにはタンパク質や脂質を分解する酵素がたっぷり。キャベツのイソチオシアネートは抗がん作用があるといわれています。
・チューブ入りの市販品のおろししょうがは、加熱されているものが多いので、酵素の力はあまり期待できません。
・とうもろこしが旬の時期には、ぜひ生のものを使って。うまみも栄養もより豊かです。

鶏もも肉とトマトの煮込み
＋
キャロットラペ

鶏もも肉とトマトの煮込みで、
しっかり動物性タンパク質が摂れているので、
副菜ではオレンジ入りのキャロットラペで
たっぷりとビタミンを補います。
にんじんは特にβカロテンが豊富。
油といっしょに摂って吸収率も上げます。

調理時間／30分
1人分／472kcal
栄養素／タンパク質、フィトケミカル、ビタミンA、ビタミンC
作り方／22ページ

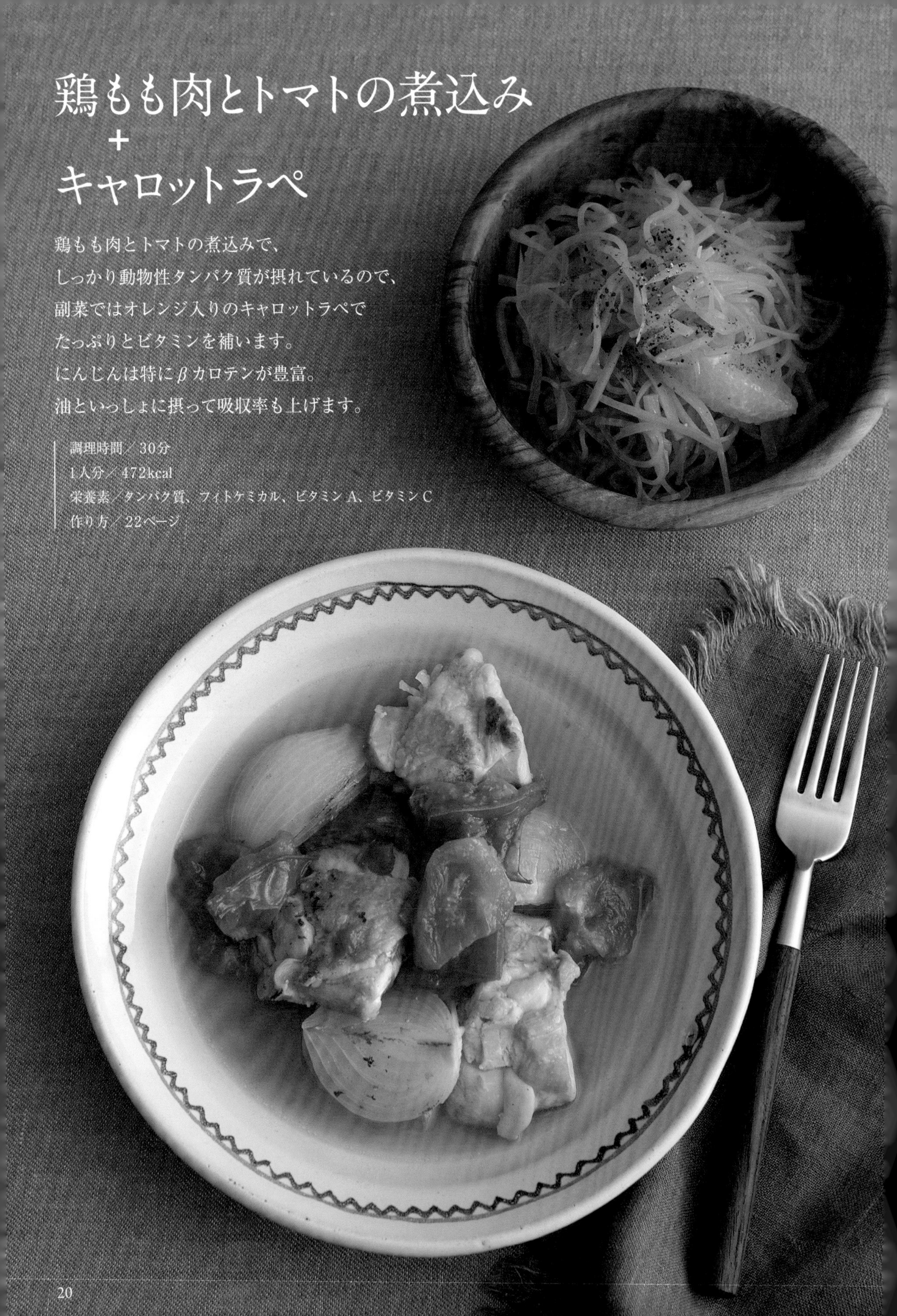

調理時間／35分
1人分／370kcal
栄養素／タンパク質、食物繊維
作り方／23ページ

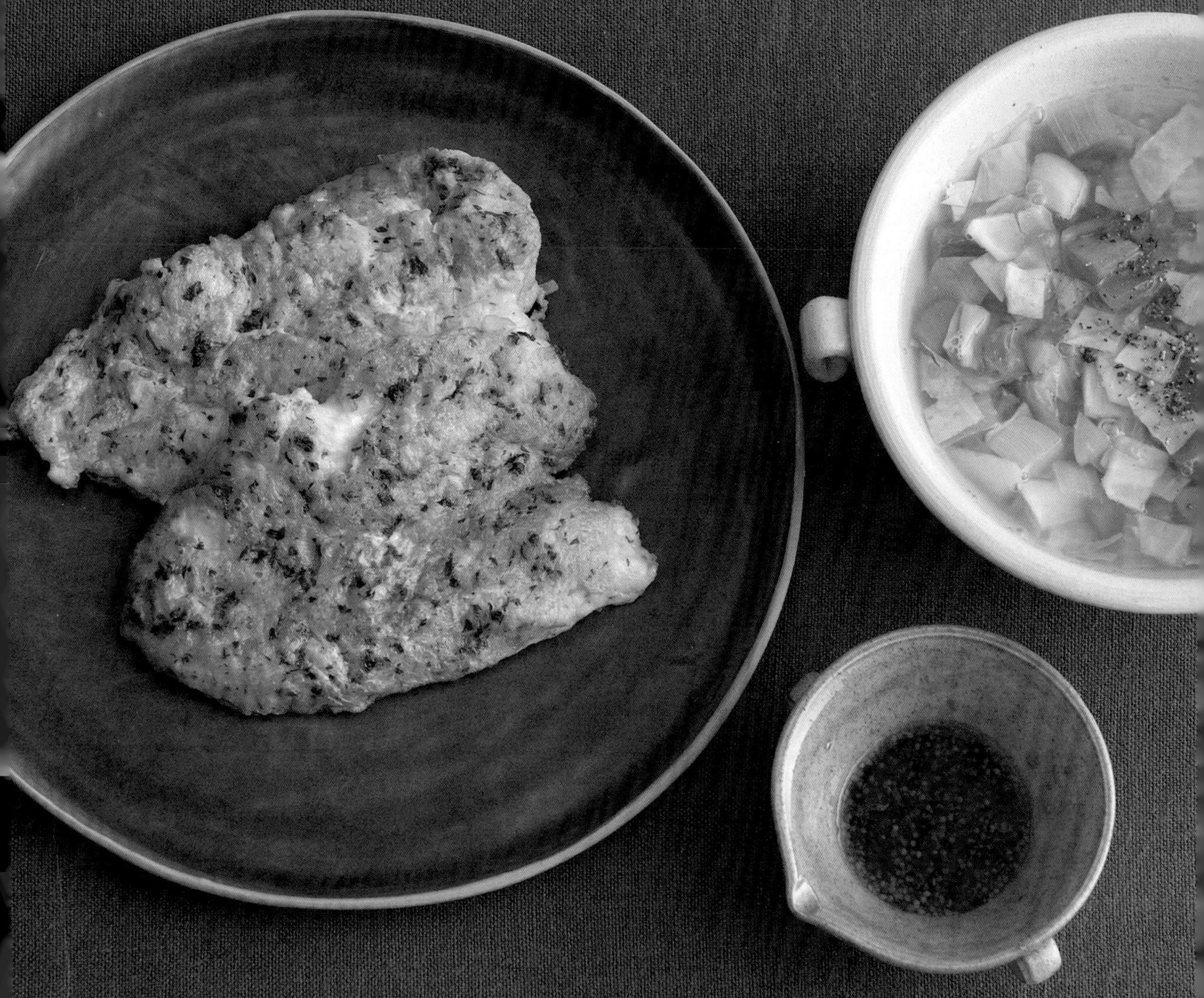

ささみピカタ
＋
具だくさんトマトスープ

鶏ささみに卵液をまとわせて焼くピカタ。
卵や粉チーズにもタンパク質が含まれていて、
さらに風味もよくなります。
野菜がたっぷりのスープでビタミンや
食物繊維を補い、体を温めます。

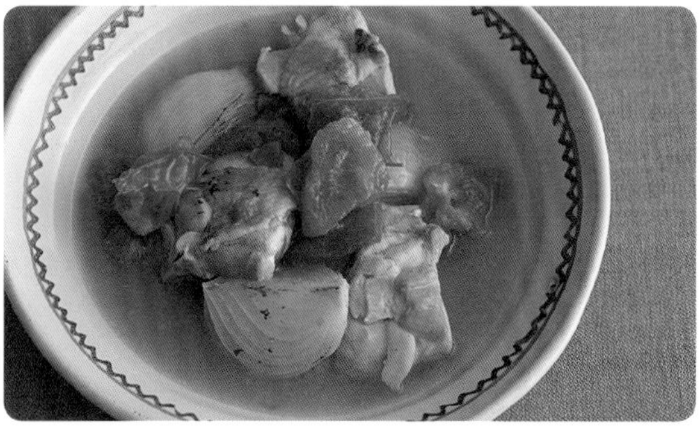

20ページ

鶏もも肉とトマトの煮込み

トマトは野菜の中でもうまみ（グルタミン酸）が強く、鶏肉のイノシン酸と相乗効果があり、合わせることでよりおいしくなる組み合わせです。トマトに含まれる抗酸化作用のあるリコピンは、加熱するとより吸収率が高まります。

〈材料 2人分〉

鶏もも肉　1枚（300g）

A ┌ 塩　小さじ½
　 └ こしょう　少々

トマト　1個（200g）

玉ねぎ　2個（300g）

塩　小さじ⅔弱

1 鶏肉は一口大に切り、Aをふる。トマトは乱切りにする。玉ねぎはくし形切りにする。

2 フライパンに1をすべて入れ、塩をふる。ふたをして中火にかけ、ふたに水滴がついてきたら弱めの中火にし、10分ほど蒸し煮にする。

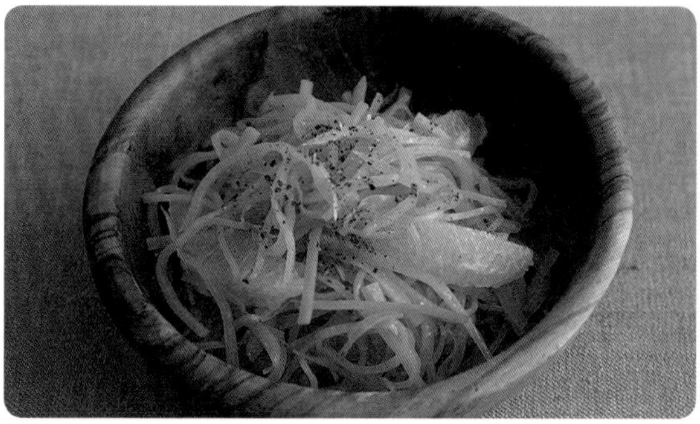

20ページ

キャロットラペ

にんじんは塩をふって水けをしぼっているので、調味料を加えても水っぽくならず、しっかり味が決まります。にんじんのβカロテンは油と合わせると吸収率がアップ。オレンジは果肉だけなく、果汁も使って自然な甘みを加えます。

〈材料 2人分〉

にんじん　大1本（200g）

オレンジ　1個

塩　適量

酢・オリーブオイル　各大さじ1

黒こしょう　少々

1 にんじんは5㎝長さのせん切りにする。塩小さじ⅓をまぶして10分ほどおく。

2 オレンジは果肉と果汁に分け、ボウルに果汁を入れる。ボウルに酢、オリーブオイル、塩小さじ¼を加えてよく混ぜる。にんじんの水けをしっかりしぼって加え、オレンジの果肉も加えてざっくりと混ぜる。器に盛り、黒こしょうをふる。

memo

・キャロットラペは、少し甘みを足すことが多いですが、ここでは砂糖でなくオレンジを使います。豊富なビタミンCも摂れて一挙両得。

・にんじんにはビタミンCを破壊する酵素がありますが、加熱したり、酢などの酸と合わせると不活性化します。

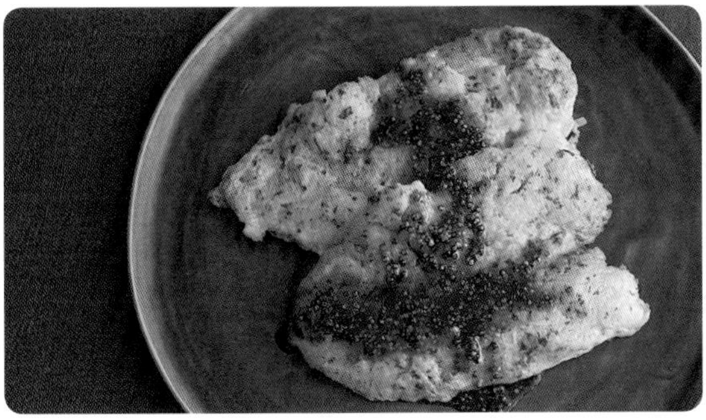

21ページ

ささみピカタ

みじん切りにした玉ねぎの酵素で、鶏ささみを柔らかく焼きます。低脂肪のささみは加熱するとパサパサした食感になりがちですが、ちょっとした工夫でおいしくできます。チーズはうまみとコクがあり、カルシウムも補給できます。

〈材料 2人分〉
鶏ささみ　4本(240g)
玉ねぎ　50g($\frac{1}{4}$個)
小麦粉　適量
卵　2個
粉チーズ　大さじ2
パセリ(みじん切り)　大さじ2
塩　小さじ$\frac{1}{3}$
こしょう　少々
オリーブオイル　大さじ1
酢　大さじ4
しょうゆ・粒マスタード　各大さじ1

1 ささみは縦に切り目を入れて均等な厚みになるように開く。玉ねぎはみじん切りにする。ボウルに卵を溶き、粉チーズ、パセリを混ぜる。ささみに塩、こしょうをふり、表面に玉ねぎをのせてかるく押さえる。表面に小麦粉をまんべんなくふる。
2 フライパンを中火で熱し、オリーブオイルを入れる。ささみは玉ねぎをつけた面に1の卵液をつけ、こちらを下にして焼く。上面に残りの卵液をかける。卵の焼ける香りがしてきたら返し、弱火で焼く。同様に卵の焼ける香りがしてきたら再び返してさっと焼き、器に盛る。
3 フライパンを洗わずに酢を入れ、半量くらいになるまで中火で煮詰め、しょうゆを混ぜて火を止める。粒マスタードを混ぜてソースにして添え、2にかけていただく。

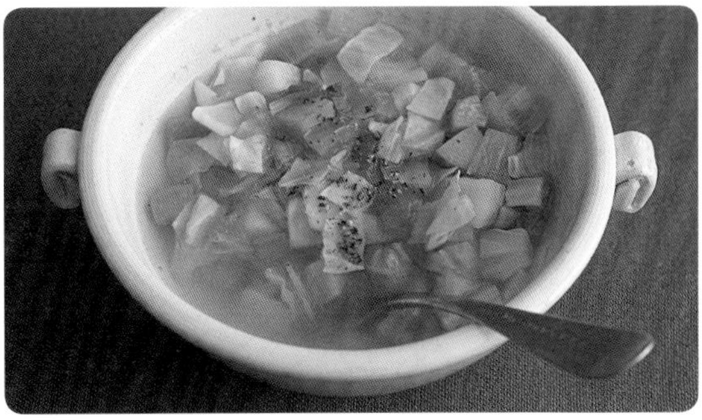

21ページ

具だくさんトマトスープ

4つの野菜で多様なビタミンやミネラルをしっかり摂れるシンプルなスープ。この材料でなくても冷蔵庫の余った野菜を使ってもかまいません。野菜はすべて同じ切り方です。煮る前に蒸し煮にすることで、油を使わずにうまみをたっぷり引き出します。

〈材料 2人分〉
トマト　$\frac{1}{2}$個(100g)
玉ねぎ　$\frac{1}{2}$個(100g)
キャベツ　100g
にんじん　$\frac{1}{3}$本(50g)
塩　小さじ$\frac{2}{3}$強
こしょう　少々
黒こしょう　少々

1 トマト、玉ねぎ、キャベツ、にんじんは1cm角に切る。
2 鍋に1の野菜を入れ、ふたをして弱めの中火で火が通るまで蒸し煮にする。
3 鍋に水1と$\frac{1}{2}$カップを加え、ひと煮立ちしたら塩、こしょうで味を調える。器に盛り、黒こしょうをふる。

memo
・鶏ささみはタンパク質の量が鶏肉の中でもっとも多く、脂肪が少ないというメリットがあります。
・鶏ささみは均一な厚みにするために開きます。まず、縦に厚みの半分まで切り込みを入れます。切り込みの中央から外側へ、厚みをそぐように包丁を寝かせて切り込みを入れて開きます。反対側も同様にして完成。

牛肉の八幡巻き
＋
小松菜ときのこのおひたし

調理時間／40分（※冷まし時間は除く）
1人分／303kcal（※ご飯は含まない）
栄養素／タンパク質、ビタミンA、
食物繊維、ビタミンC
作り方／25ページ

ごぼうのしっかりした
食感が柔らかく、
うまみ豊かな牛肉にぴったり。
主菜でも3種の
野菜が摂れますが、
副菜のきのこで食物繊維、
小松菜でβカロテンや
ビタミンC、鉄分も補います。

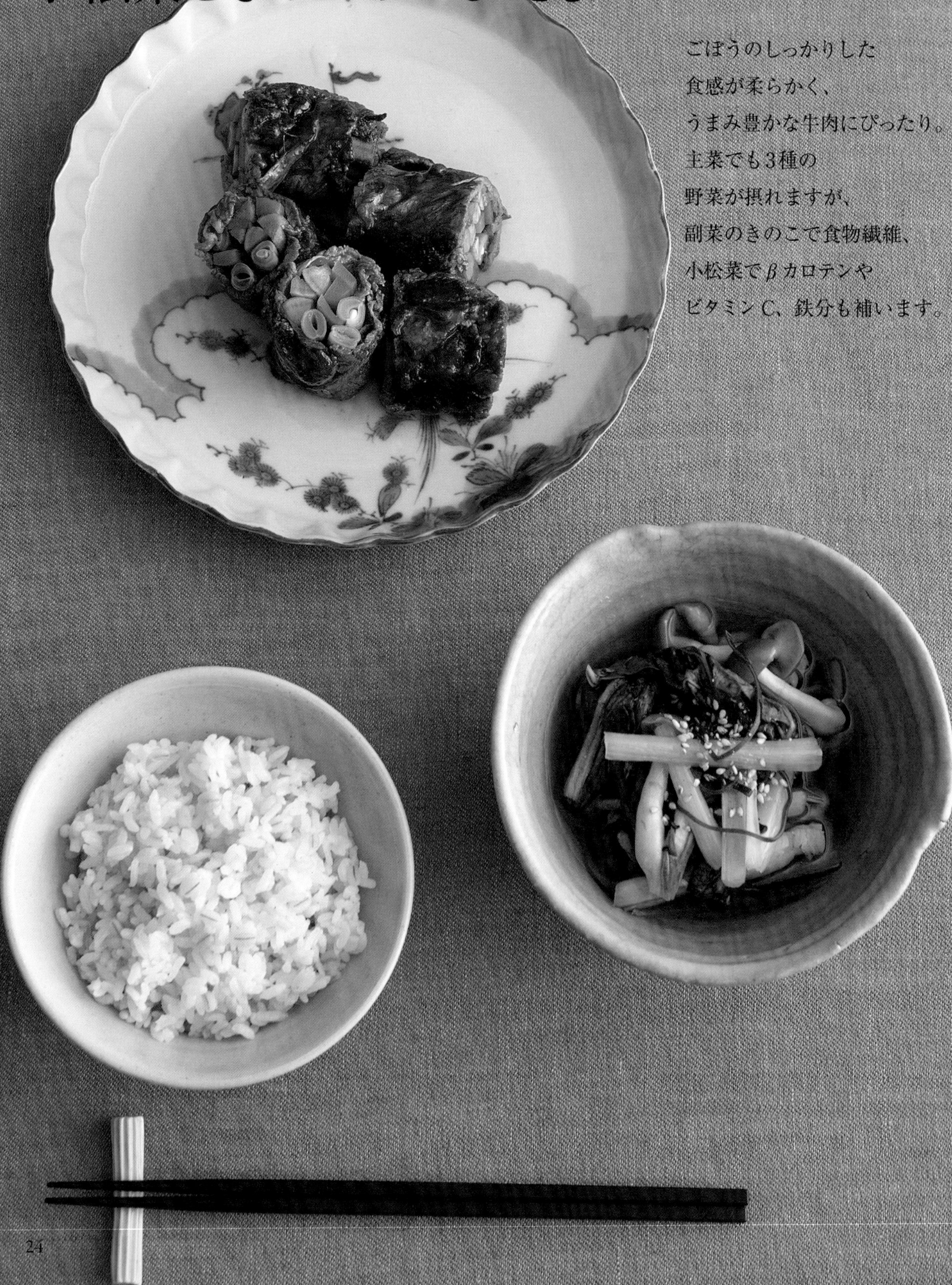

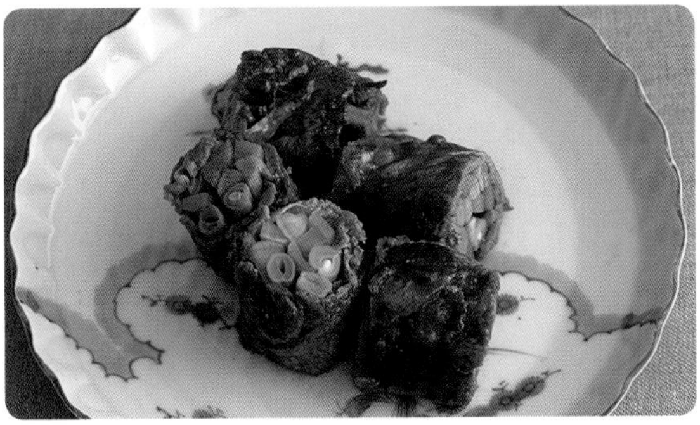

24ページ

牛肉の八幡巻き

３種類の野菜を使うことで、多種類の栄養が摂れるだけでなく見た目にもカラフルでおいしそうに仕上がります。野菜に牛肉を斜めに巻きつけると、少量の肉でもきれいに野菜を巻くことができます。

〈材料 2人分〉

牛薄切り肉　200g
ごぼう・にんじん・いんげん　合わせて約150g
酒　大さじ2
塩　少々
小麦粉　適量
A ┌ 酒　大さじ2
　│ しょうゆ　大さじ1と⅓
　└ 砂糖　大さじ1

1 ごぼうはきれいに洗い、にんじんとともに7～8㎜角の長めの細切りにする。鍋にごぼう、にんじんを入れ、酒、塩をふってふたをし、弱めの中火で蒸し煮にする。6～7分たったら、いんげんを加える。さらに2分ほどたって火が通ったら、取り出して冷ましておく。
2 牛肉を広げ、小麦粉を薄くふる。肉の上に**1**の野菜を斜めに並べて巻く。巻き終わったら表面に小麦粉を薄くふる。
3 フライパンを中火で熱し、**2**を並べ入れてこんがりと焼く。Aを加え、全体によくからめながら焼く。取り出して一口大に切り分ける。

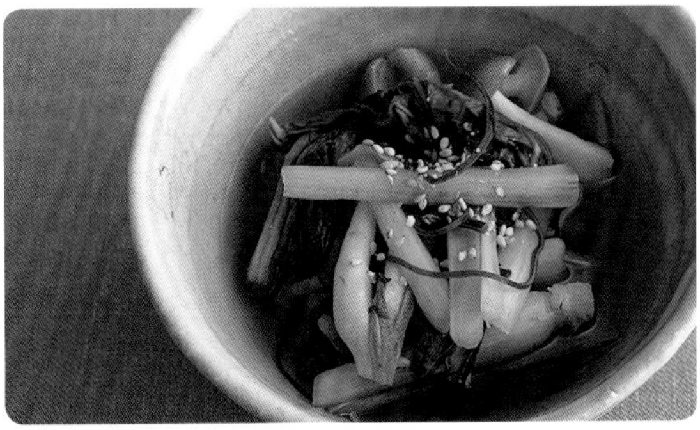

24ページ

小松菜ときのこのおひたし

青菜のおひたしは、たっぷりの湯でゆでるのが定番の作り方ですが、ここでは鍋で蒸し煮にして火を通します。こうすることで、湯に流出してしまう栄養素を守ります。

〈材料 2人分〉

小松菜　½束（100g）
しめじ　1パック（100g）
刻み昆布　少々（1g）
しょうゆ・みりん　各大さじ1弱
白いりごま　適量

1 水½カップ、しょうゆ、みりん、刻み昆布を鍋に入れて火にかけ、ひと煮立ちしたらボウルに移す。
2 小松菜は4㎝長さのざく切りにする。しめじは石づきを取ってほぐす。鍋にしめじ、小松菜の順に入れ、ふたをして弱めの中火で6～7分蒸し煮にする。ざっくり混ぜて**1**のボウルにつけて粗熱をとる。器に盛り、ごまをひねりながらふる。

memo

・ごぼうには水溶性、不溶性という両方の食物繊維がバランスよく含まれています。
・おひたしのきのこはうまみの多いしめじを使っていますが、好みのものでかまいません。
・ごまは指先でひねってつぶすとぐっと香りが立ち、ごまの栄養が吸収されやすくなります。食べる直前にひねって。

※もち麦ご飯を添えました。

Column1

雑穀・大麦入りご飯の炊き方

ご飯に市販の雑穀や黒米、大麦（もち麦、押し麦など）を混ぜて炊けば、白米には少ない食物繊維やビタミン、ミネラルなどが手軽に摂れます。ほとんど毎食いただくご飯で、不足しがちな栄養分が摂れるのは大きなメリット。ここでは、料理に使えるもち麦のゆで方もあわせて紹介します。

雑穀米の炊き方

市販の雑穀を白米といっしょに炊飯器で炊きます。もち麦や押し麦、黒米なども同様の方法で炊いてください。白米２合に雑穀30g、もち麦100gがおすすめですが、好みで加減を。ここでは洗わずに使える個別包装タイプのものを使っています。

1

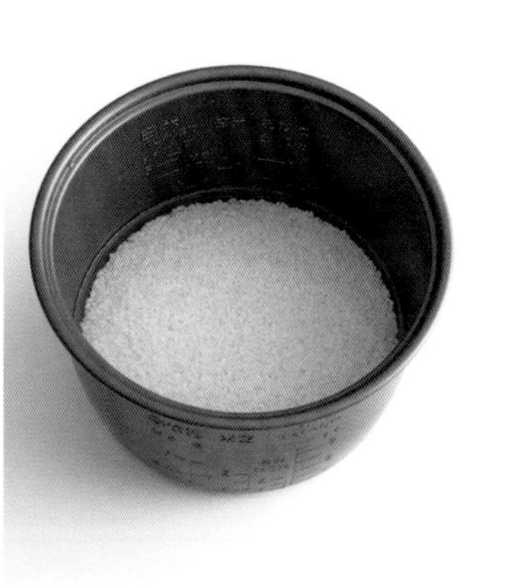

2

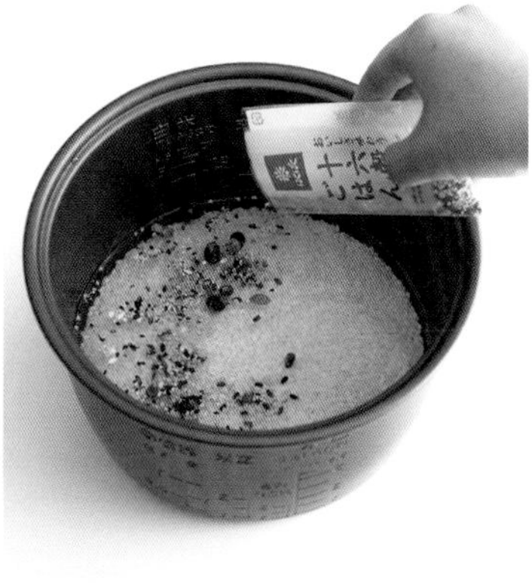

1 洗って浸水させた白米を炊飯器の内釜に入れ、白米の合数に合わせて目盛りまで水を入れる。商品によって異なるが雑穀の重量の倍量の水も加える。

2 雑穀を加える。商品によって異なるが、雑穀や黒米、もち麦、押し麦は、洗わずに直接加えて普通に炊く。

もち麦のゆで方

水溶性食物繊維が豊富なもち麦。時間があるときにゆでて冷凍しておけば、おかずにちょい足しして使えます。
もち麦を使ったレシピはコラム３「もち麦の副菜」（P63）で紹介しています。

1

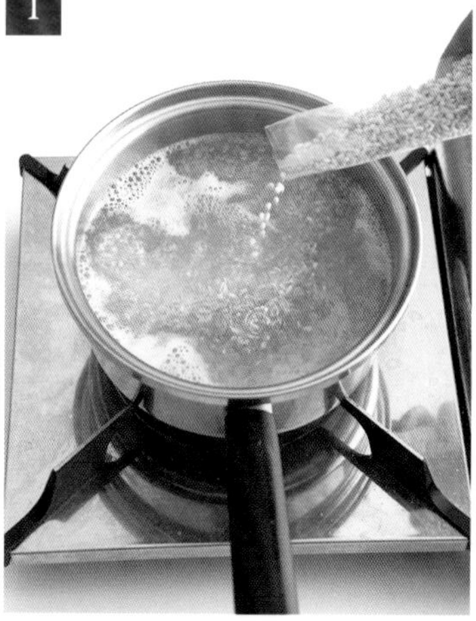

2

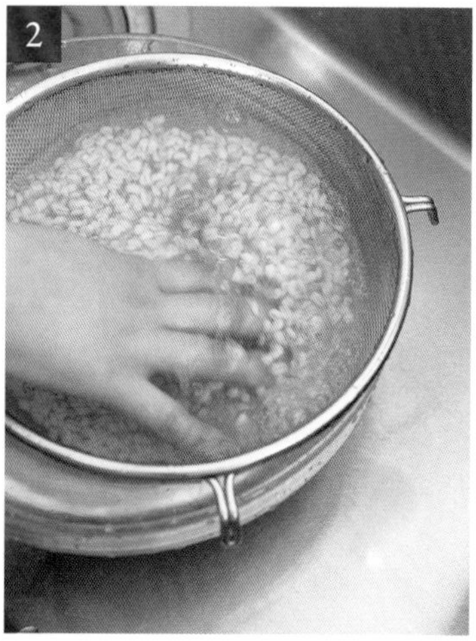

1 鍋にたっぷりの熱湯を沸かし、もち麦を加えて18分ゆでる。もち麦（乾燥）100gはゆでると280～300gになる。

2 もち麦をざるに上げ、表面の粘りがとれるまで水でしっかり洗い、水けをきる。保存する場合は、使いやすい分量（100gほど）に小分けしてラップで包み、冷凍する。

主な雑穀・大麦の特徴

大麦や玄米、きび、あわなど
人気の雑穀をブレンド

雑穀

さまざまな種類の雑穀が入れられていて、白米といっしょに炊くだけなので手軽に雑穀の栄養成分を摂ることができます。16種類の雑穀を合わせたもの、玄米が多めなもの、豆類が入ったものなど多くの雑穀商品があります。大麦、玄米、黒豆、きび、あわ、ごまなどが入ったものが多く、食物繊維やイソフラボン、ビタミンB群、セサミンなどが摂れます。必要な栄養成分や食感、色づきなど好みに合わせて選んでください。

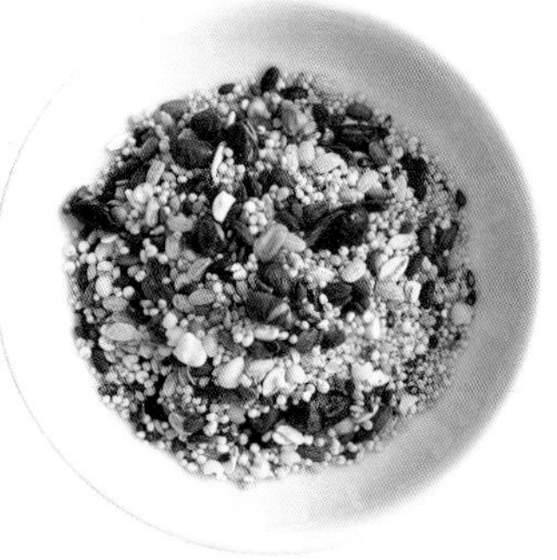

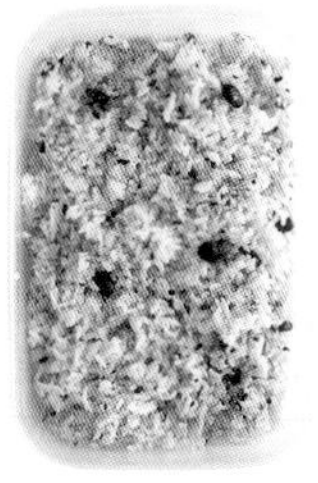

雑穀を白米といっしょに炊いたもの

精白されていないので
ビタミンやミネラルが摂れる

玄米

玄米とは精白されていない米のことで、米の果皮や胚芽、ぬかなどが残されています。このため、玄米にはビタミンB_1やカルシウム、鉄分などのミネラル、食物繊維などが、白米に比べて多く含まれています。白米に比べると硬さがあるので、じっくり長時間浸水させたり、炊飯器の玄米炊飯モードで炊くなど工夫が必要。製品によっては白米と混ぜて炊けるものや、洗わずに炊けるものもあります。

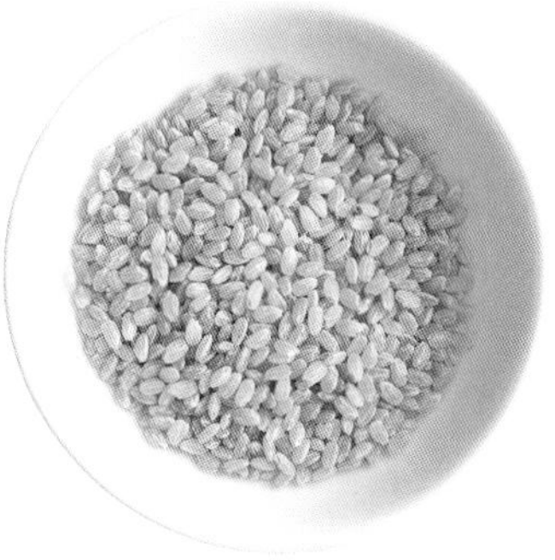

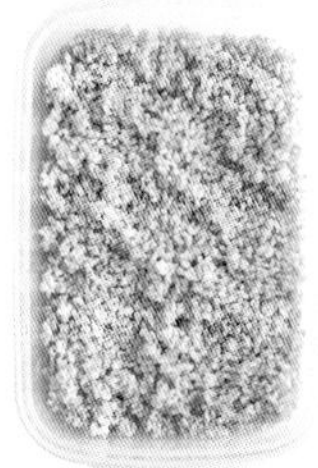

玄米を炊いたもの

白米と炊くと華やかな色合いに。
抗酸化作用にも期待

黒米

玄米の一種で種皮が黒いものを黒米といいます。白米といっしょに炊くと、黒米の色素で白米全体が紫に色づき、お赤飯のような華やかな色合いになります。もっちりとした食感があり、かみしめるとほんのりと甘みが感じられます。白米を色づける黒米の色素は、フィトケミカルの一種であるアントシアニン（紫黒系色素）。抗酸化作用が期待できます。さらにマグネシウム、ビタミンB_1も含んでいます。

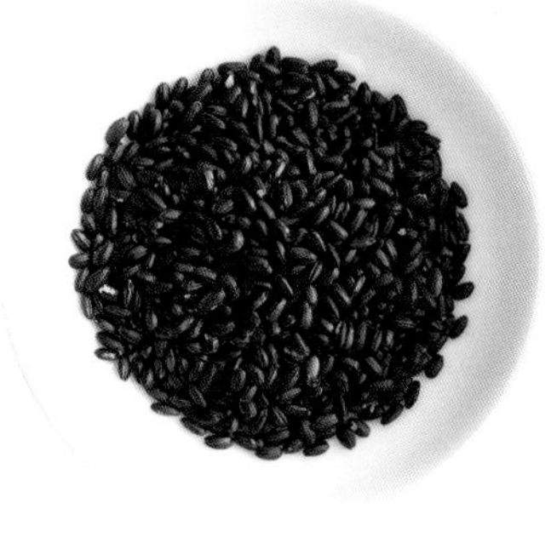

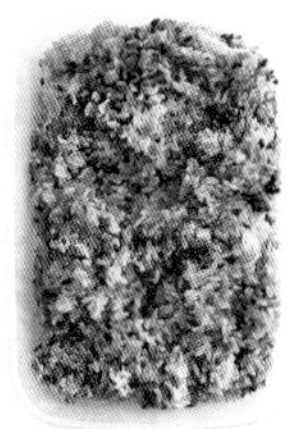

黒米を白米といっしょに炊いたもの

不足しがちな水溶性食物繊維が豊富。
もちもち食感が人気

もち麦

もち麦は大麦の外側を取って表面を丸く削ったもの。大麦から作られた製品の中でも、水溶性食物繊維（βグルカン）を多く含んでいます。水溶性食物繊維は体内の余分なコレステロールを排出し、血糖値の急上昇を抑える効果が期待できます。もち麦特有のもちもち、プチプチした食感も人気があり、白米といっしょに炊くだけでなく、おかずやサラダ、スープに混ぜたり、トッピングしてもおいしく食べられます。

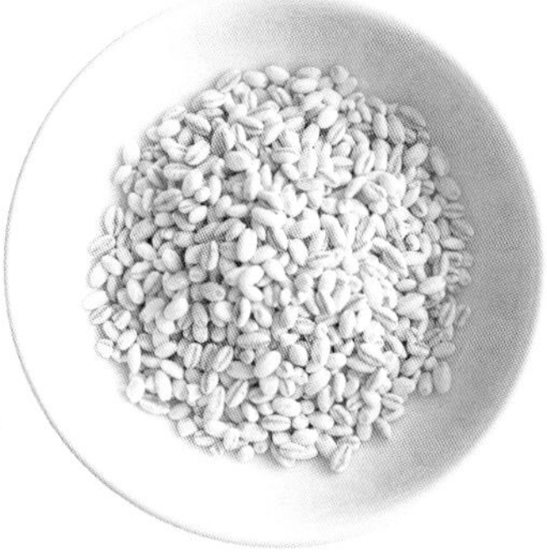

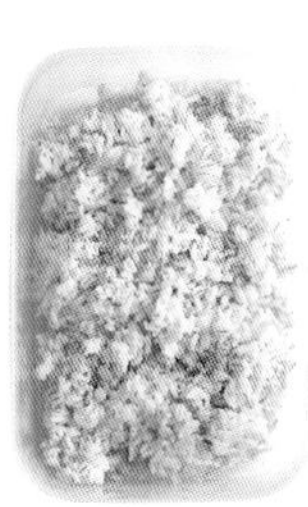

もち麦を白米といっしょに炊いたもの

魚介が主菜の2品献立

two meals for your healthy life

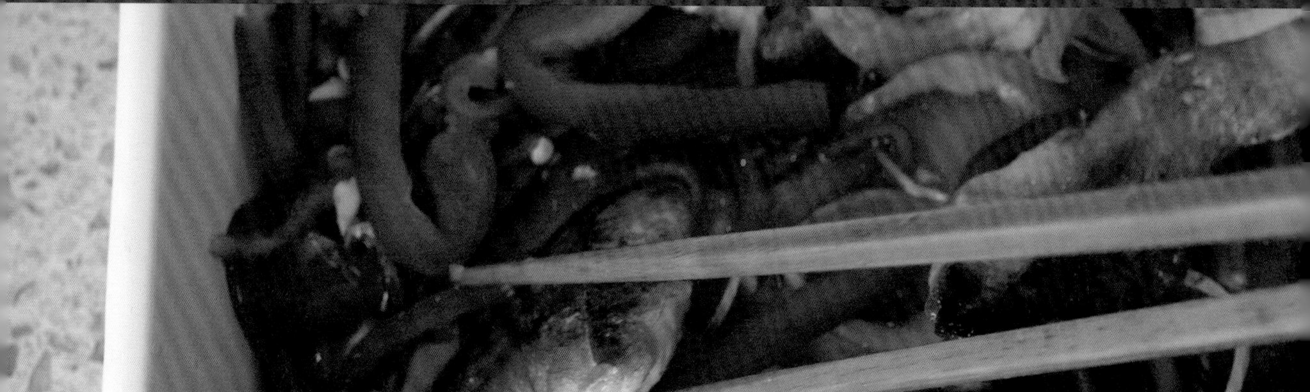

もともと日本人は魚をよく食べていましたが、残念ながら年々消費量が落ちています。魚にはDHA やEPA に代表される不飽和脂肪酸や、カリウムやマグネシウムなどの豊富なミネラル、ビタミンD、E、B_{12}などが含まれています。良質なタンパク源として、免疫力アップのために欠かせない食材です。できれば1週間のうち、肉が主菜の日を3日に対して魚が主菜の日を4日くらいの割合で食べてほしいと思っています。今回は下ごしらえがいらない切り身魚を中心にした2品献立をご紹介します。

魚介で免疫力をアップする4つのポイント

青背魚の油脂に DHA やEPA がたっぷり

さばやぶりなど青背魚の油脂に多く含まれる不飽和脂肪酸のDHA やEPA（IPA とも表記されます）。DHA は認知症を予防・改善し、記憶能力を高めると報告されています。どちらも悪玉コレステロールや中性脂肪を減らし、善玉コレステロールを増やす作用があります。

鮭やかになど赤い色素がある魚介に抗酸化作用が

鮭やかに、えびなどの甲殻類、イクラなどに含まれる赤い色は、天然色素カロテノイドの一種であるアスタキサンチンによるものです。強い抗酸化力があり、免疫機能の低下や老化の原因になる活性酸素の発生を抑え、取り除く作用を持っています。

すけそうだらで筋肉アップ 練り製品でもOK

練り製品によく使われる白身魚のすけそうだらは、速筋タンパクが多い魚。速筋は瞬間的に大きな力を出す筋肉で加齢に伴い減少しがちですが、すけそうだらを食べることで速筋を増やすことができます。ちくわやかに風味かまぼこ、魚肉ハムソーセージなどに含まれます。

かつおなどの赤身の魚には 疲労回復効果あり

まぐろやかつおなどの赤身の魚は、休むことなく泳ぎ続けて筋肉をよく動かしているため、筋肉にイミダゾールペプチドが含まれています。活性酸素を抑え、除去する抗酸化作用があり、体内の疲労物質である乳酸の分解にも働きかけるといわれています。

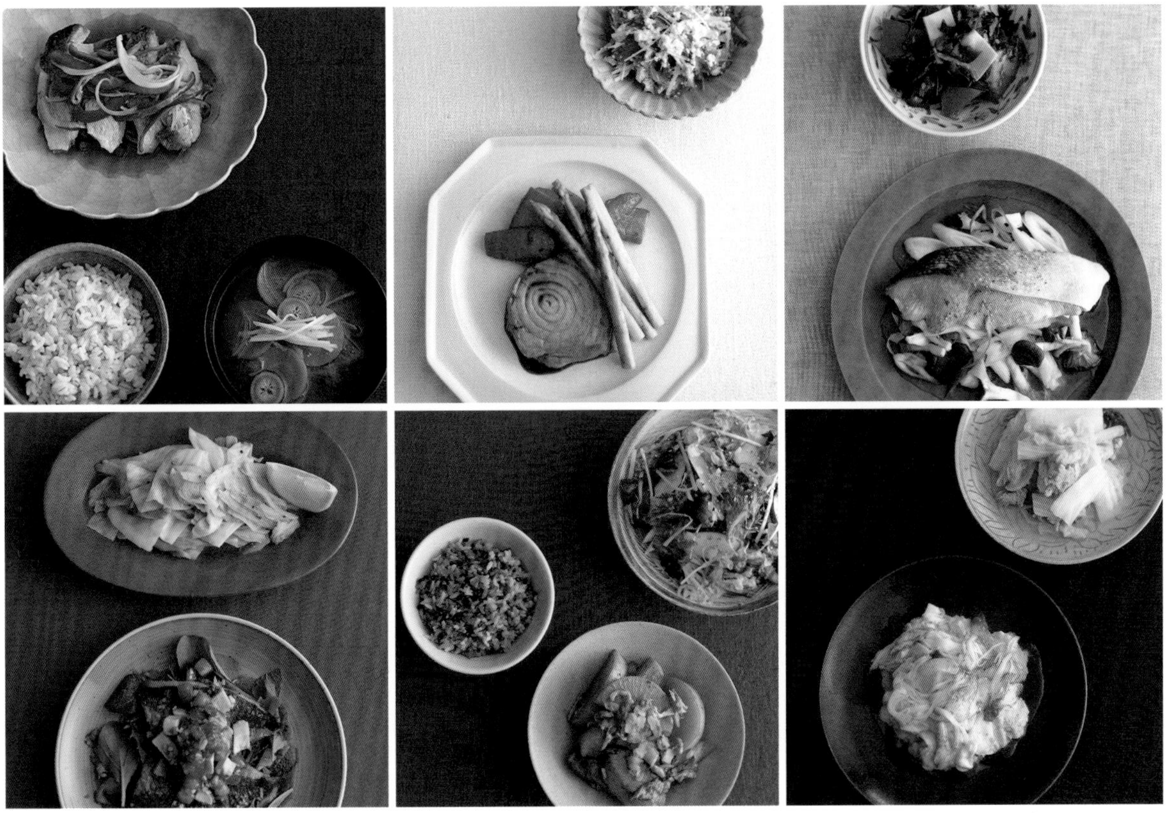

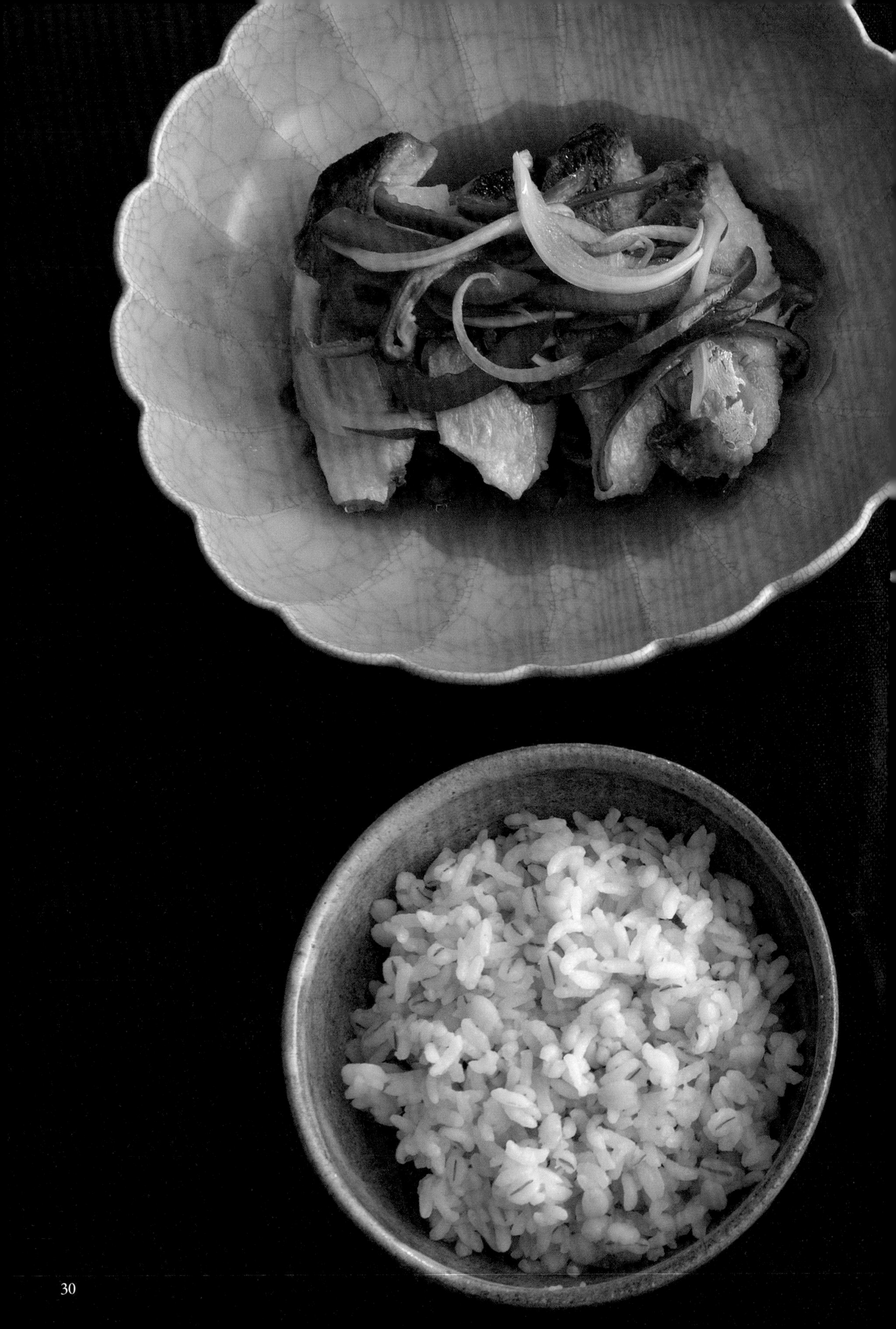

さばの南蛮漬け
＋
根菜みそ汁

DHA・EPAが豊富な青背魚は、積極的に摂りたい素材。
油でカリッと焼いてから、香味野菜たっぷりの甘酢だれに漬けます。
食物繊維たっぷりの根菜のみそ汁を添えて。

調理時間／35分（※漬け込み時間は除く）
1人分／401kcal（※ご飯は含まない）
栄養素／タンパク質、DHA・EPA、食物繊維、ビタミンA、フィトケミカル
作り方／34·35ページ

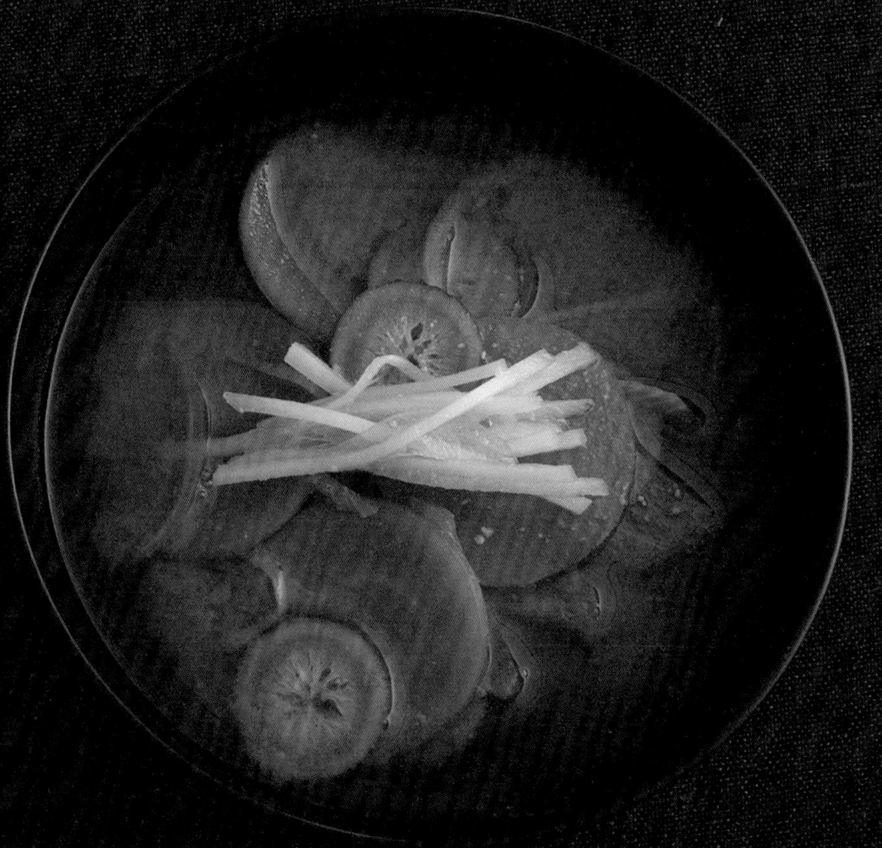

めかじきの照り焼き
＋
水菜の白あえ

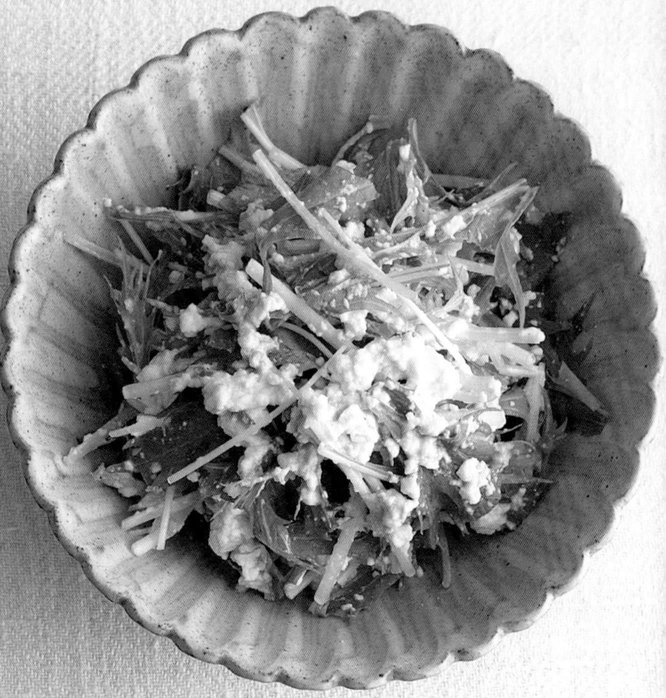

高タンパク、低脂肪のめかじきを
ご飯に合う照り焼きに。
青背魚ほどではありませんが、めかじきにも
DHA・EPA が含まれています。
副菜では生野菜の酵素とともに
豆腐でタンパク質も補います。

調理時間／30分
1人分／262kcal
栄養素／タンパク質、DHA・EPA、ビタミン A、ビタミン C
作り方／36ページ

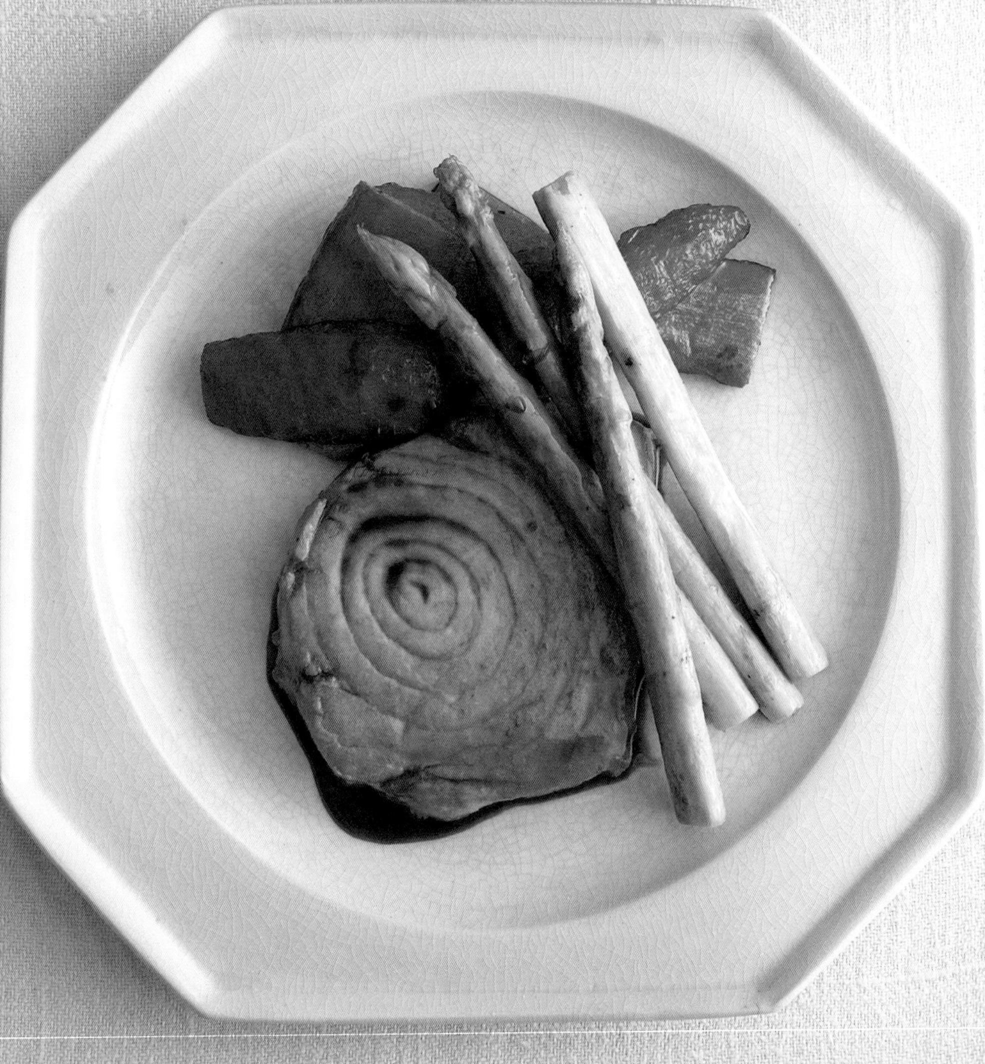

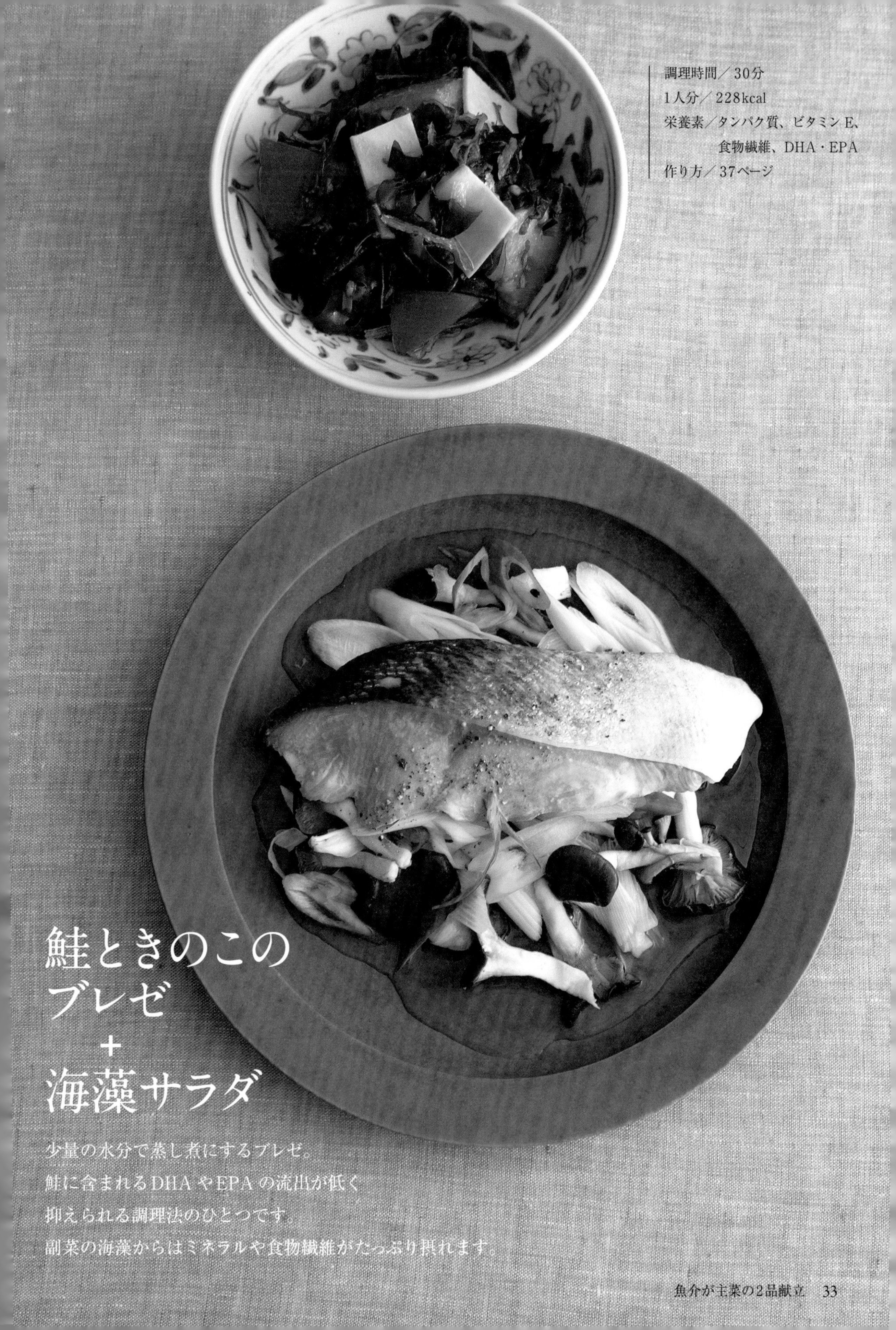

調理時間／30分
1人分／228kcal
栄養素／タンパク質、ビタミンE、
食物繊維、DHA・EPA
作り方／37ページ

鮭ときのこのブレゼ
＋
海藻サラダ

少量の水分で蒸し煮にするブレゼ。
鮭に含まれるDHAやEPAの流出が低く
抑えられる調理法のひとつです。
副菜の海藻からはミネラルや食物繊維がたっぷり摂れます。

30・31ページ

さばの南蛮漬け

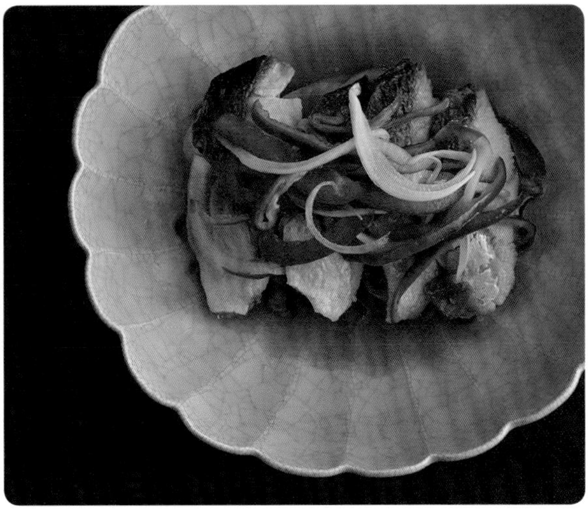

さばの油脂に含まれるDHAやEPAをしっかりいただきましょう。こんがりと焼いたら熱いうちに甘酢だれに漬け込むと味がよくなじみます。青背魚の臭みも、ピリ辛の甘酢だれとたっぷりの玉ねぎ、パプリカ、ピーマンで気にならなくなります。

〈材料 2人分〉

さば（三枚おろし）　大1枚
玉ねぎ　¼個（50g）
パプリカ　⅓個（50g）
ピーマン　1個（30g）
A［酢・しょうゆ・水　各大さじ2
　 はちみつ　大さじ½
赤唐辛子　1本
塩・こしょう　各少々
小麦粉　適量
サラダ油　大さじ1

1 バットにAをよく混ぜ（a）、赤唐辛子をちぎって入れる。玉ねぎは繊維に沿って薄切りにし、パプリカ、ピーマンは種ごと縦に細切りにして、Aに漬ける。
2 さばは一口大に切り、かるく塩、こしょうをして小麦粉を薄くふる（b）。
3 フライパンを中火で熱し、サラダ油を入れてさばを皮目から焼く（c）。両面がこんがりと焼けたら1に漬ける（d）。

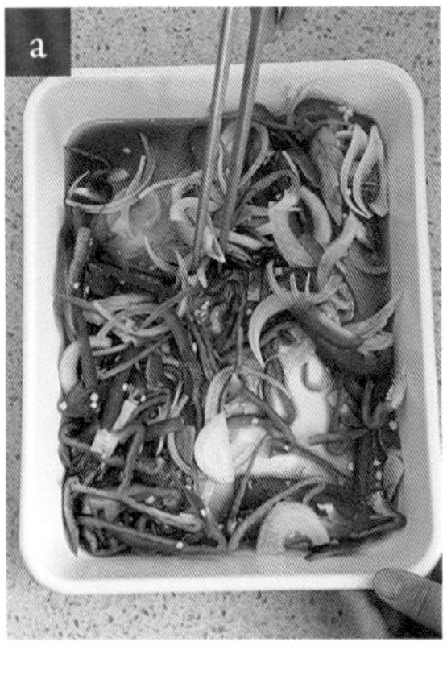
a

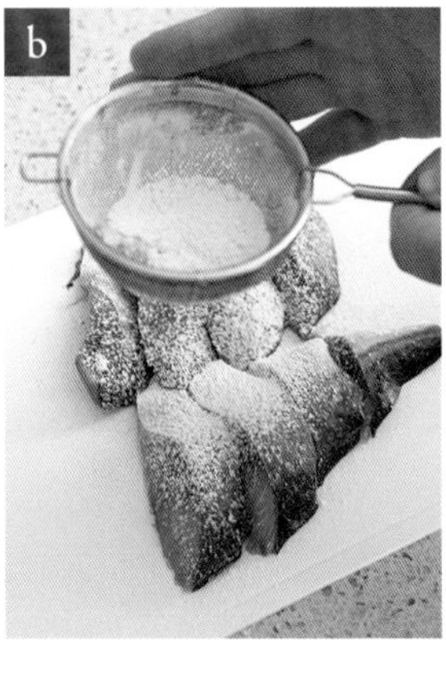
b

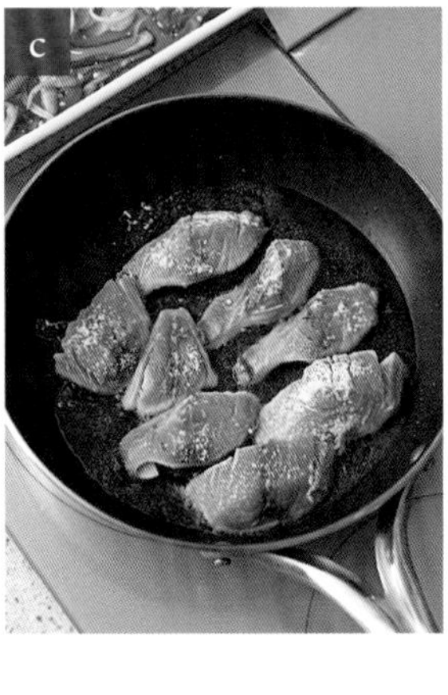
c

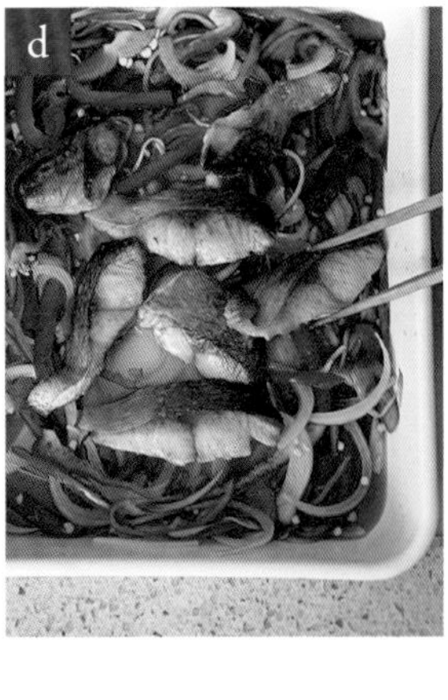
d

30・31ページ

根菜みそ汁

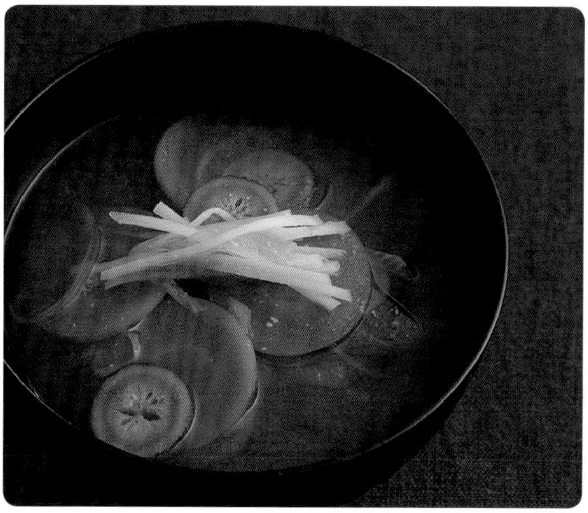

ごぼうやにんじんなどの根菜を主材料にしたみそ汁。温かいみそ汁で体温を上げ、代謝を活発にしましょう。複数の野菜のうまみが、煮汁にしっかりと溶け込んでいるので、だしを入れなくても深い味わいになります。

〈**材料 2人分**〉

ごぼう　½本(50g)
にんじん　⅕本(30g)
玉ねぎ　¼個(50g)
みそ　大さじ2
しょうが(せん切り)　1かけ分(10g)

1 ごぼう、にんじんは薄い輪切りにする。玉ねぎは繊維に沿って薄切りにする(a)。
2 鍋にごぼう、にんじん、玉ねぎ、水350mℓを入れて中火にかけ、煮立ったら弱めの中火にして野菜に火を通す。みそを溶き入れ(b)、器に盛ってしょうがをのせる。

memo

・パプリカやピーマンは種を除かずに作ります。種にもビタミンCやカリウムが含まれます。気にならない人はそのまま食べてください。
・ごぼうはしっかり洗えば皮をむいたり、こそげたりしなくても大丈夫。表面に栄養があるのはもちろん、香りも表面に多く含まれています。

※もち麦ご飯を添えました。

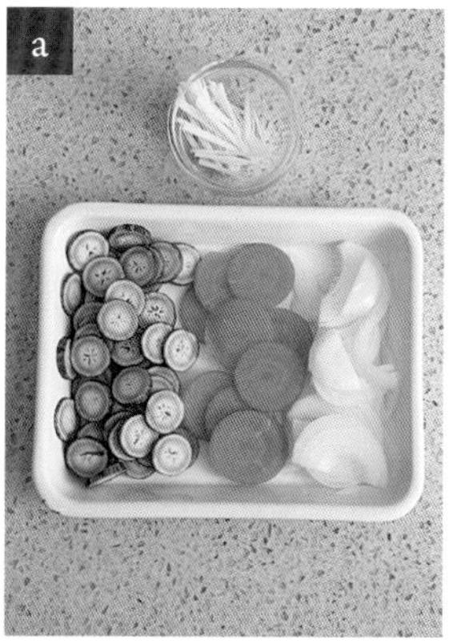
a

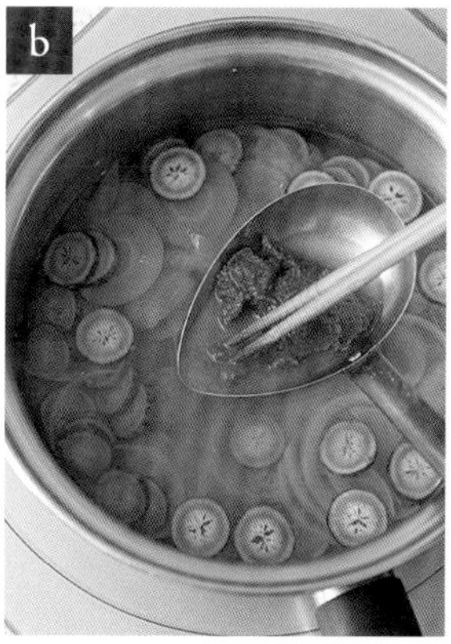
b

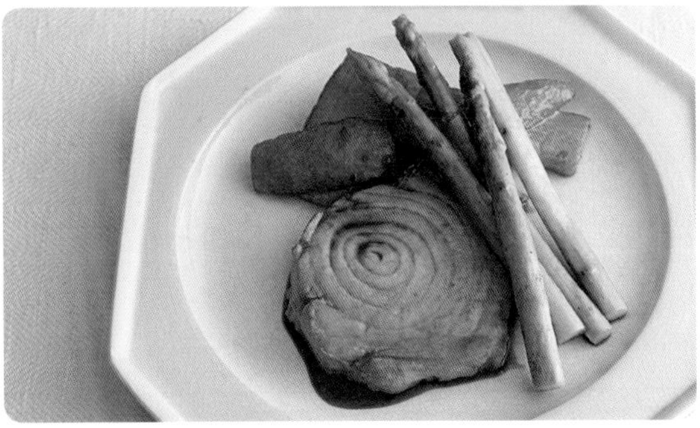

32ページ

めかじきの照り焼き

めかじきを焼いたあとのフライパンにはDHAやEPAを含む、めかじきから流出した脂やうまみが残っています。そのままフライパンを洗わずにたれを作って、めかじきによくからめましょう。フライパンが小さい場合はアスパラガスの長さは切ってもOKです。

〈材料2人分〉

めかじき(切り身)　2切れ(160g)
アスパラガス　1束(100g)
にんじん　⅓本(50g)
塩・こしょう　各少々
サラダ油　大さじ1
しょうゆ・酒　各大さじ1強
はちみつ　小さじ1

1 アスパラガスは根元の硬い皮をむく。にんじんは4cm長さ、5mm厚さに切る。めかじきはかるく塩、こしょうをふる。
2 フライパンを中火で熱し、サラダ油を入れてめかじき、アスパラガス、にんじんを入れて焼く。両面がこんがりと焼けたら取り出す。
3 フライパンを洗わずにしょうゆ、酒、はちみつを入れて火にかけ、ひと煮立ちしたら中火にし、めかじきを戻し入れて両面にからめる。2の野菜とともにめかじきを器に盛る。

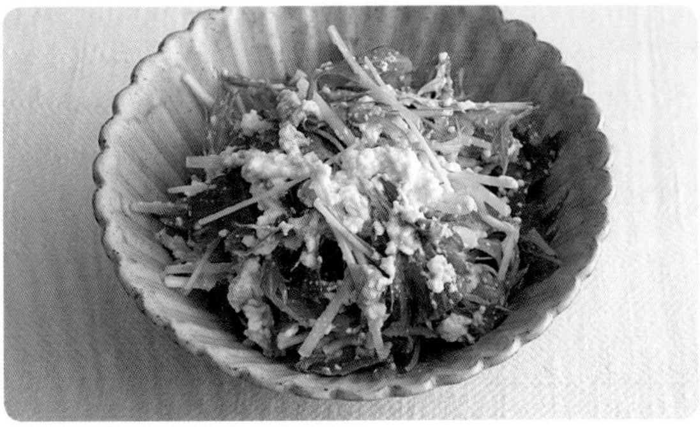

32ページ

水菜の白あえ

副菜では植物性タンパク質である豆腐をプラス。豆腐は丁寧につぶしてなめらかにしておくと、水菜とよくなじんでおいしくなります。加熱しないことで、水菜に含まれるビタミンやミネラルを壊さずにそのまま摂ることができます。

〈材料2人分〉

木綿豆腐　100g
水菜　100g
塩　小さじ¼
かつお節　ひとつまみ(1g)

1 水菜はざく切りにする。
2 豆腐をつぶし、塩、かつお節を加えてよく混ぜる。水菜を加えてざっくりと混ぜる。

memo

・アスパラガスは下から⅓ほどは皮が硬く、口あたりが悪いので薄く皮をむきます。
・水菜は体内の余分な塩分を排出するカリウムや、腸内環境を整える食物繊維が豊富。ビタミンCやβカロテンも多く含む緑黄色野菜で、今回は生で食べるので栄養のロスもありません。

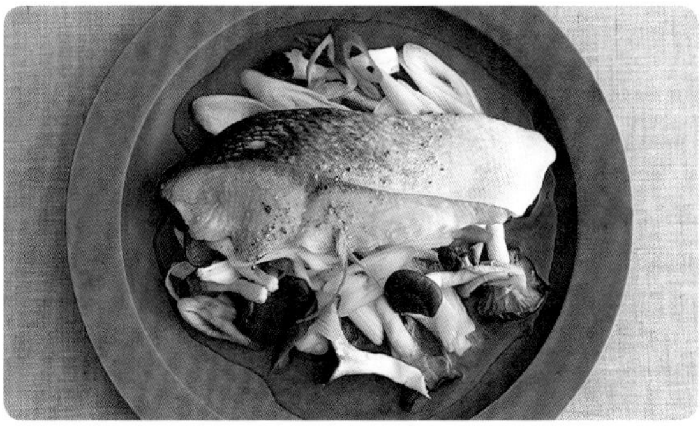

33ページ

鮭ときのこのブレゼ

ブレゼはフランス料理の手法で蒸し煮のこと。ノンオイルで低カロリーな調理法です。鮭にはビタミン類も豊富。中でもビタミンB_6は免疫機能を正常に維持するために必要な栄養素です。

〈材料 2人分〉

生鮭(切り身)　2切れ(160g)
長ねぎ　1本(100g)
ひらたけ　1パック(100g)
塩　適量
こしょう　少々
酒　¼カップ
黒こしょう　少々

1 長ねぎは斜め薄切りにする。ひらたけは小房に分ける。鮭に塩小さじ¼、こしょうをふる。
2 フライパンに長ねぎ、ひらたけを入れて塩小さじ¼をふってかるく混ぜ、全体に広げる。鮭を上にのせ、酒を回しかけてふたをし、弱めの中火にかける。
3 ひと煮立ちしたら、弱火にして鮭に火が通るまで7～8分ほど蒸し煮にする。器に盛り、黒こしょうをふる。

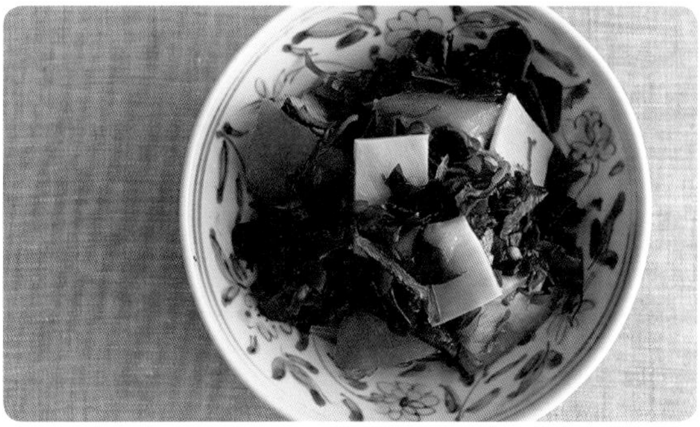

33ページ

海藻サラダ

主菜の長ねぎやきのこでも食物繊維が摂れますが、海藻には野菜には少なめの水溶性食物繊維が豊富。海藻を組み合わせることで2種類の繊維が両方摂れます。カルシウムや鉄分などのミネラルも含まれています。

〈材料 2人分〉

海藻サラダミックス　1袋(15g)
トマト　½個(100g)
ハム　2枚
酢　大さじ1
しょうゆ　大さじ½
砂糖　小さじ1
ごま油　小さじ1

1 海藻サラダミックスは商品記載の指示時間通り、水で戻して水けをしぼる。トマトは小さめの一口大に切る。ハムは1.5cm四方に切る。
2 酢、しょうゆ、砂糖を混ぜ、ごま油を加えてドレッシングにし、1を加えてあえ、器に盛る。

memo

- ひらたけはぷりぷりした食感が魅力。エリンギやしめじなど、ほかのきのこでもOK。
- 長ねぎの緑色の部分に多い粘りは、免疫細胞を活性化させるといわれています。
- 海藻サラダミックスは、わかめなど複数の海藻を合わせた市販品。水で戻して使います。

あじの油淋鶏風
＋
キャベツのサブジ

調理時間／ 35分
1人分／ 355kcal
栄養素／タンパク質、DHA・EPA、
　　　　フィトケミカル、ビタミンE
作り方／ 40ページ

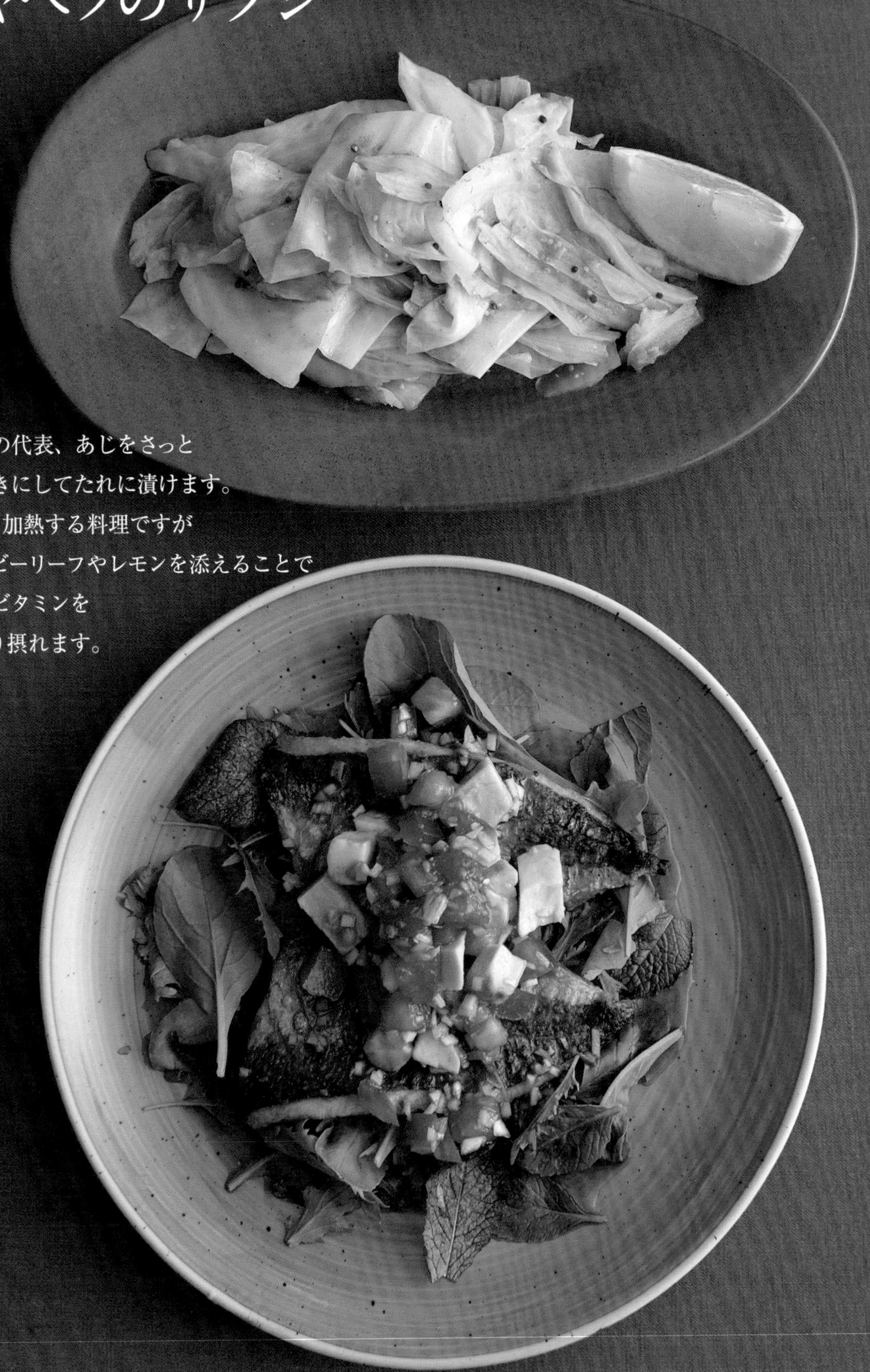

青背魚の代表、あじをさっと
揚げ焼きにしてたれに漬けます。
2品とも加熱する料理ですが
生のベビーリーフやレモンを添えることで
酵素やビタミンを
しっかり摂れます。

韓国風ぶり大根
＋
チョレギサラダ

DHAやEPAが豊富なぶりを使った定番レシピのぶり大根。
ちょっと目先を変えて、キムチや塩辛を合わせて
韓国風に仕立てます。
たっぷりの生野菜が摂れるサラダで酵素も補います。

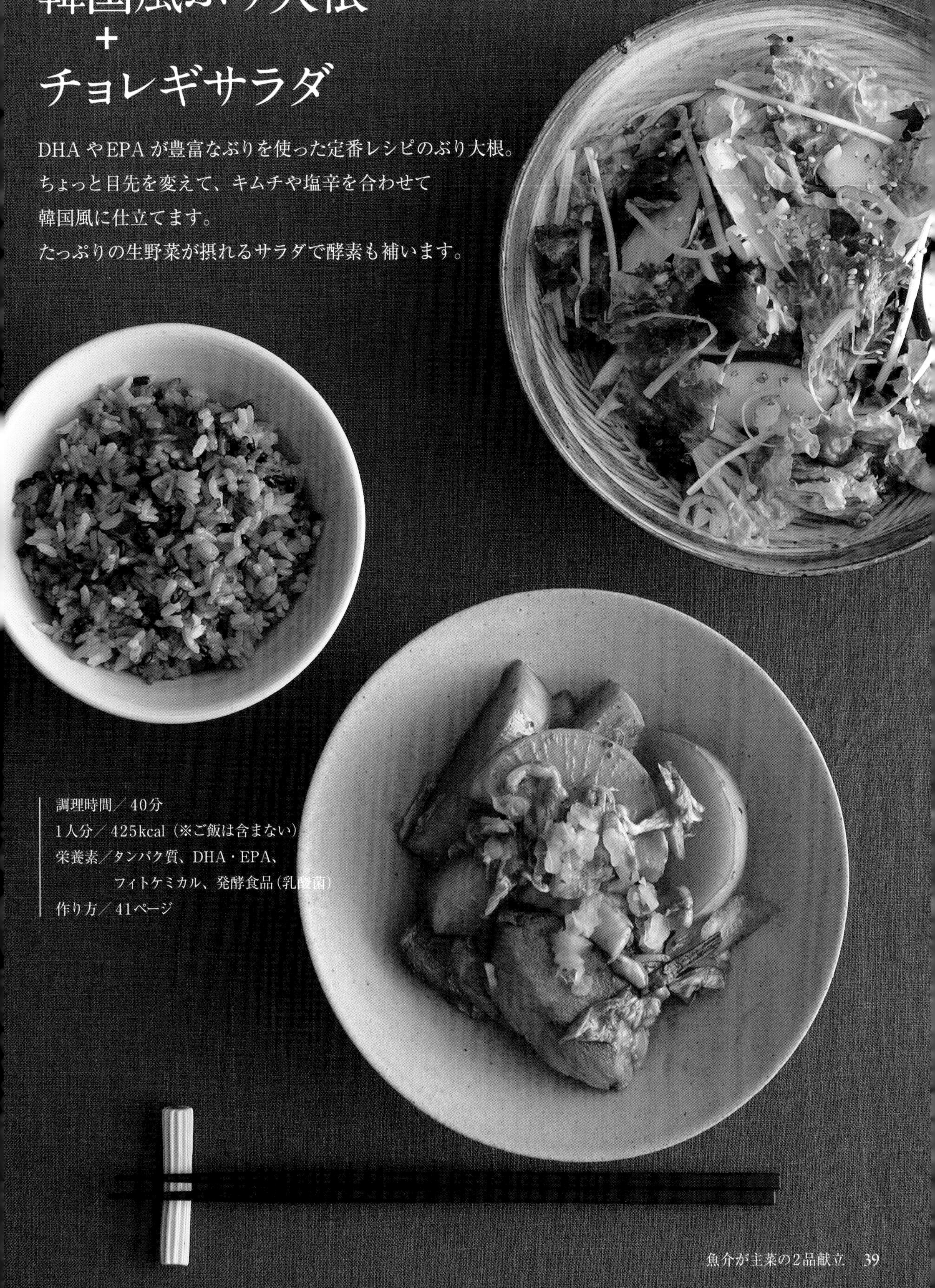

調理時間／40分
1人分／425kcal（※ご飯は含まない）
栄養素／タンパク質、DHA・EPA、
フィトケミカル、発酵食品（乳酸菌）
作り方／41ページ

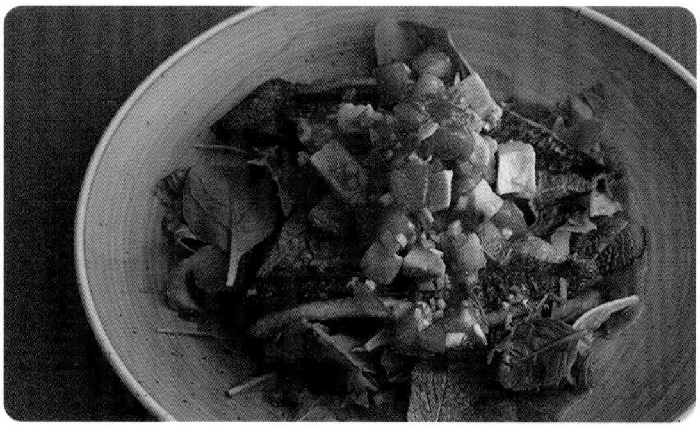

38ページ

あじの油淋鶏風

あじはさっと揚げ焼きにし、香味野菜やアボカドを混ぜたたれをかけます。加熱を短めにすることでDHAやEPAの流出を少なめに抑えます。アボカドには悪玉コレステロールを下げる働きがあるオレイン酸が含まれています。

〈材料 2人分〉

あじ(三枚おろし)　2尾分(150g)
トマト　½個(100g)
アボカド　½個(75g)
〈たれ〉
　長ねぎ(みじん切り)　4cm分(10g)
　しょうが(みじん切り)　1かけ分
　酢・しょうゆ・水　各大さじ1
　ごま油　小さじ1
塩・こしょう　各少々
小麦粉　適量
サラダ油　大さじ2
ベビーリーフ　適量

1 トマトは1cm角に切る。アボカドは皮をむいて1cm角に切る。たれの材料を混ぜ合わせておく。あじはかるく塩、こしょうをふり、小麦粉を薄くはたく。
2 フライパンを中火で熱し、サラダ油を入れ、あじを皮目を下にして入れて両面を揚げ焼きにする。
3 ベビーリーフを敷いた器に盛り、トマト、アボカドをのせ、たれをかける。

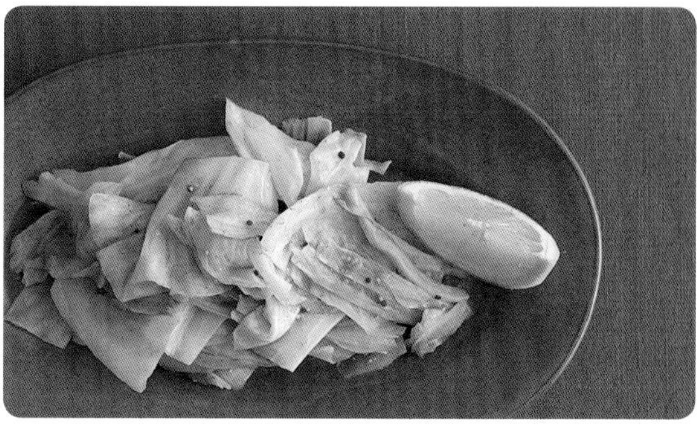

38ページ

キャベツのサブジ

キャベツには、抗がん作用があるといわれているイソチオシアネートや、胃腸粘膜の代謝を活性化するビタミンUが豊富です。さっと蒸し炒めにするので栄養の損失が少なくてすみます。

〈材料 2人分〉

キャベツ　300g
サラダ油　小さじ1
塩　小さじ⅓強
カレー粉・粒マスタード　各小さじ1
レモン(くし形切り)　2切れ

1 キャベツはざく切りにする。フライパンを中火で熱し、サラダ油を入れてキャベツを加え、ふたをする。
2 キャベツがしんなりしてきたらふたを取り、塩、カレー粉、粒マスタードを加えて全体に混ぜる。器に盛り、レモンを添える。

memo

・粒マスタードの辛み成分にはイソチオシアネートが含まれ、抗酸化作用が期待できます。揮発性なので最後に加えて、加熱を避けます。
・トマトやキャベツに豊富なビタミンCは、汁ごといただくことで栄養を逃しません。
・カレー粉などのスパイスは、仕上げにふるだけでも体温を上げる効果があります。

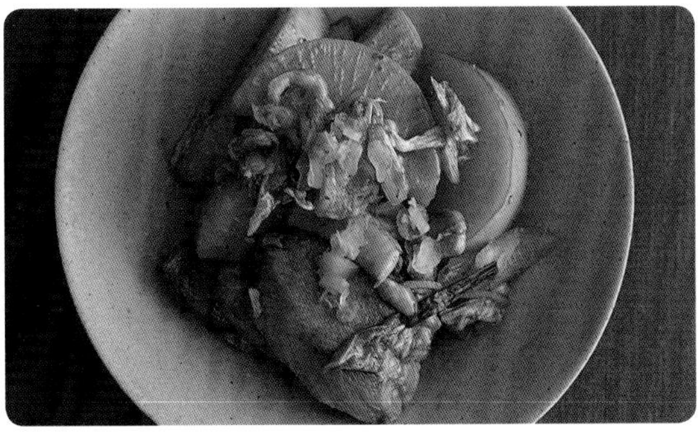

39ページ

韓国風ぶり大根

うまみの強い発酵食品、キムチと塩辛の2つを味つけに使って、ご飯がすすむおかずに。キムチは最後に加えて、熱に弱い乳酸菌が減るのを最小限に抑えます。ぶりは煮る前にさっと焼きつけることで臭みを消します。

〈材料 2人分〉

ぶり(切り身)　2切れ(200g)
大根　½本(400g)
白菜キムチ　50g
いかの塩辛　30g
しょうゆ　大さじ1と½
はちみつ　大さじ½
大根の葉(あれば)　適量

1 大根は1cm厚さの半月切りにする。耐熱皿に大根を並べ、ラップをふんわりとかけて電子レンジで5分加熱する。
2 フライパンを中火で熱し、ぶりを入れて両面をこんがりと焼き、取り出す。
3 フライパンを洗わずに水1と½カップ、しょうゆ、はちみつ、大根を入れる。強火にかけてひと煮立ちしたら中火にし、ぶりを加える。汁けが少し残るくらいに煮込む。キムチ、塩辛を加えてざっと混ぜ、ふたをしてひと呼吸おいたら器に盛り、大根の葉を刻んで散らす。

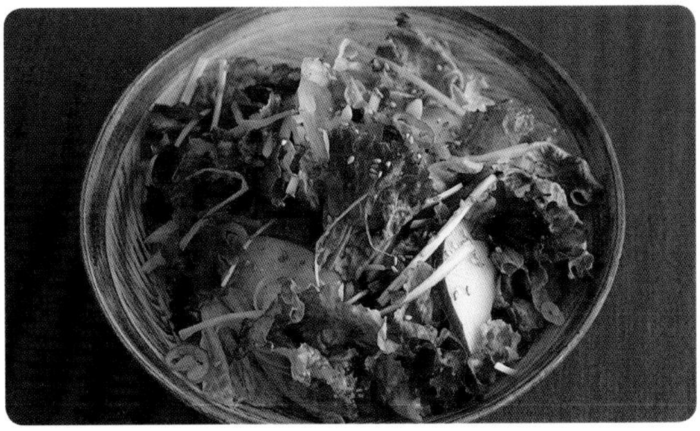

39ページ

チョレギサラダ

主菜に合わせて、副菜はごま油を使った韓国風のサラダを。たっぷりの長ねぎの香味でさっぱりと仕上げます。サニーレタスは葉先の紫色が濃い部分に、フィトケミカルの一種、アントシアニンが多く含まれています。

〈材料 2人分〉

サニーレタス　½個(150g)
長ねぎ　1本(100g)
りんご　½個(75g)
ごま油　大さじ1
塩　小さじ½弱
こしょう　少々

1 サニーレタスは一口大に切る。長ねぎはせん切りにする。りんごは芯と種を除いて薄切りにする。
2 ボウルに1を入れ、ごま油を回し入れてよく混ぜ合わせる。塩、こしょうを加えてざっくりと混ぜる。

memo

・大根のように煮るのに時間がかかるものは、電子レンジにかけてかるく火を通します。このとき耐熱皿に出た汁けにもうまみがあるので、煮るときに加えます。
・大根の葉にはビタミンCが豊富なので、捨てずに活用してください。
・りんごの皮や皮に近い部分には、果肉よりも多くビタミンCや食物繊維、色素系のフィトケミカルが含まれています。洗って皮ごと使います。

※黒米ご飯を添えました。

かにかまのあんかけ卵
＋
ひき肉と白菜の重ね煮

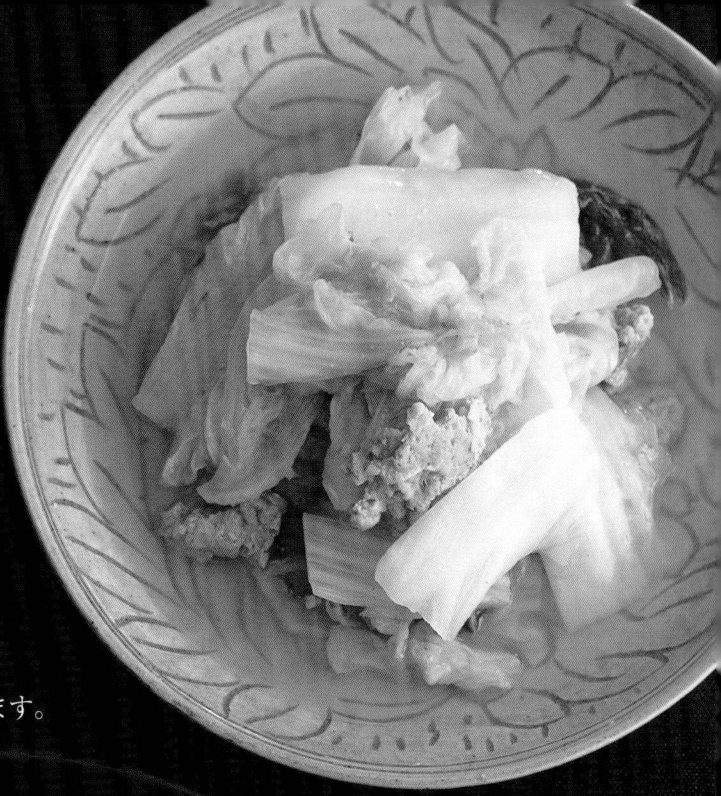

すけそうだらを主成分とする
練り製品には、筋肉量を増やす効果が。
手軽なかにかまで、やさしい口あたりの
あんかけ卵を作ります。
副菜にもひき肉を使ってタンパク質を補います。

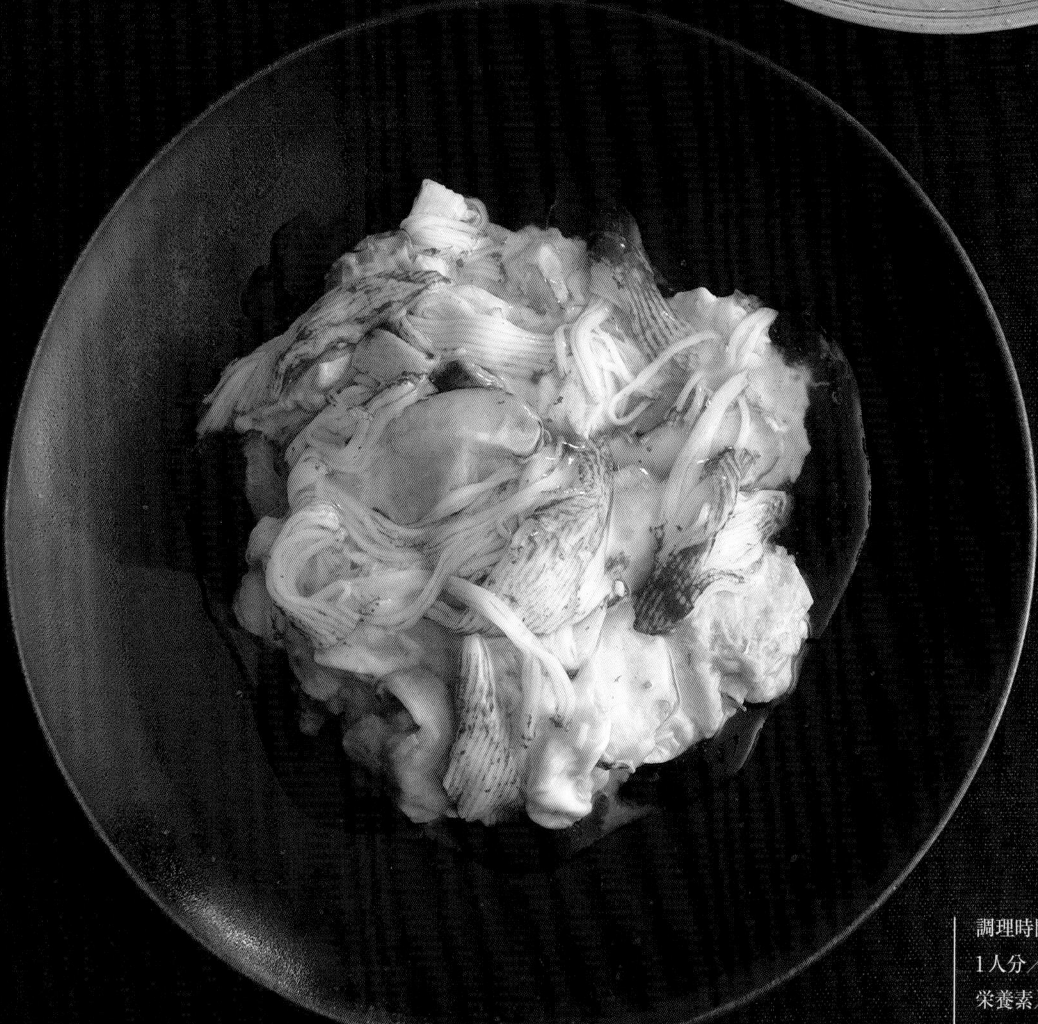

調理時間／25分
1人分／378kcal
栄養素／タンパク質、
フィトケミカル
作り方／43ページ

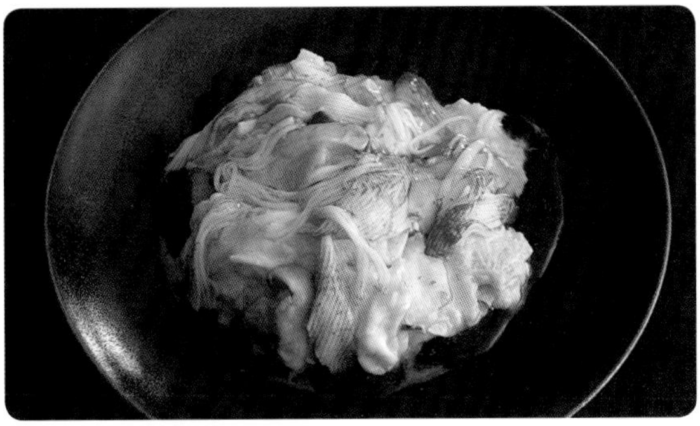

42ページ

かにかまのあんかけ卵

卵はすぐに火が通るので、ふんわりした半熟の状態で取り出して。かにかまのあんを作って回しかけ、のどごしのよいおかずにします。かにかまと卵は両方とも体内のタンパク質合成に効率よく利用される、質のよいタンパク質です。

〈材料 2人分〉

卵　4個

長ねぎ(みじん切り)　4cm分(10g)

生しいたけ　2個(40g)

かに風味かまぼこ　60g

A
- 水　大さじ4
- 塩　小さじ$\frac{1}{3}$強
- こしょう　少々

サラダ油　大さじ1

B
- 水　$\frac{1}{2}$カップ
- 酒　大さじ1
- 塩　少々

水溶き片栗粉*　大さじ2弱

*片栗粉1:水2の割合で溶いたもの

1 しいたけは石づきを除き、薄切りにする。卵はボウルに溶き、Aを加えて混ぜる。

2 フライパンを中火で熱し、サラダ油を入れてしいたけ、長ねぎを加えてかるく炒める。卵液を流し入れ、全体を丸めるようにかるくまとめ、器に取り出す。

3 フライパンを洗わずにBを入れて中火にかけ、かにかまをほぐしながら加える。煮立ったら水溶き片栗粉を回し入れてとろみをつける。2の卵にかける。

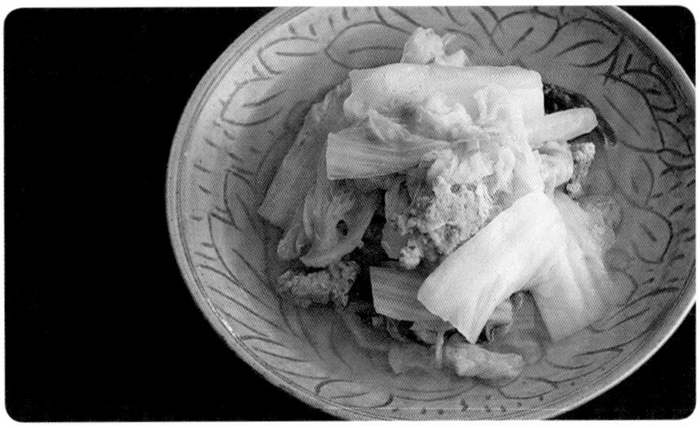

42ページ

ひき肉と白菜の重ね煮

白菜にひき肉を合わせ、うまみをプラス。主菜ではシーフードと卵からタンパク質を摂ったので、副菜では少量ですが肉からもタンパク質を補強します。ひき肉はこねたり、バラバラにほぐしたりせず、そのまま加えてほどよい食感を残します。

〈材料 2人分〉

白菜　$\frac{1}{8}$個(400g)

豚ひき肉　100g

しょうが　1かけ(10g)

塩　小さじ$\frac{2}{3}$

こしょう　少々

1 白菜は、軸は大きめの短冊切り、葉はざく切りにする。しょうがはみじん切りにし、ひき肉に混ぜる。

2 鍋に白菜、ひき肉の各半量を順に入れ、塩、こしょうの各半量をふる。残りの白菜、ひき肉も同様に入れ、残りの塩、こしょうをふって水$\frac{1}{2}$カップを加える。ふたをし、中火で蒸し煮にして火を通す。

memo

- 白菜やしょうがは生で食べると体を冷やすといわれますが、加熱することで体を芯から温めてくれます。
- 瞬発力や転倒防止に役立つのに、加齢により減りやすい速筋。すけそうだらのタンパク質は速筋を増加させます。かにかまなど、すけそうだらを使った練り製品も同様です。

Column2

魚缶詰の副菜

下ごしらえが面倒で敬遠されがちな魚おかずですが、手軽に食べるなら缶詰がおすすめ。
缶詰の魚はほとんどの栄養が損なわれていません。

火を使わない 鮭缶エスカベッシュ

野菜たっぷりの漬け汁に鮭缶を漬けて。
鮭のビタミンＤも摂れます。

〈材料 2人分と作り方〉

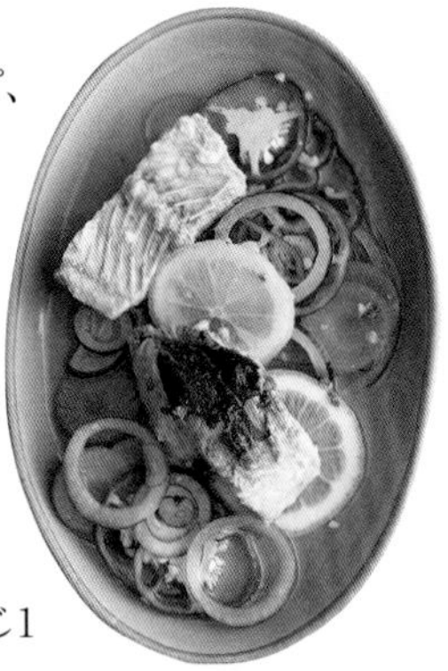

1 バットに鮭缶の汁、水½カップ、塩小さじ½、こしょう少々を混ぜる。
2 にんじん⅕本、ピーマン2個、紫玉ねぎ¼個は輪切りにし、1に加えて漬ける。
3 レモンの薄切り4枚と鮭水煮缶1缶（180g）をざっとほぐしながら加える。オリーブオイル大さじ1を加えてざっと混ぜる。

ツナじゃが

ノンオイルのツナ缶を
じゃがいもとあっさり煮ます。

〈材料 2人分と作り方〉

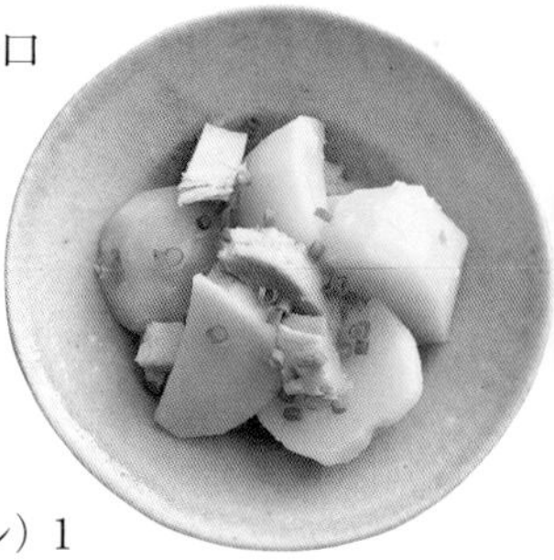

1 じゃがいも5個は皮をむき、一口大に切ってさっと洗い、鍋に入れる。
2 ツナ缶の汁、塩小さじ¾、酒大さじ2、水⅔カップを鍋に加えてふたをし、中火で7～8分蒸し煮にする。
3 酢大さじ1、ツナ（ノンオイル）1缶（70g）を加え、汁けがなくなるまで煮る。器に盛り、万能ねぎの小口切り適量を散らす。

いわし缶の エスニック春雨サラダ

味つけ缶はしょうが煮などのタイプを選んで。
香味野菜を加えてサラダにします。

〈材料 2人分と作り方〉

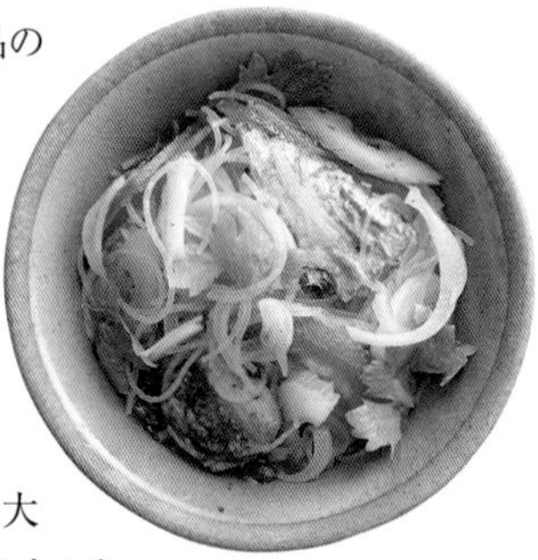

1 緑豆春雨（乾燥）30gは商品の指示通り戻し、水けをきって冷まして食べやすく切る。玉ねぎ½個、セロリ½本は薄切りにし、あればセロリの葉適量はちぎる。トマト大½個は薄切りにする。
2 ボウルにいわし缶の汁、酢大さじ1、塩小さじ¼、こしょう少々を混ぜ、春雨を加えて混ぜる。玉ねぎ、セロリ、トマトを加えて混ぜ、いわし味つけ缶1缶（100g）も加えてざっくり混ぜる。

さば缶と 大根の酢のもの

酢としょうがで、さばのにおいも気になりません。
大根とわかめを合わせて。

〈材料 2人分と作り方〉

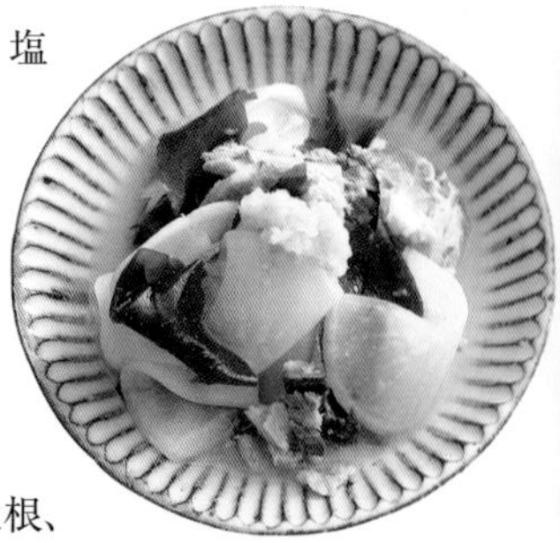

1 大根100gは薄切りにし、塩少々でかるくもみ、水けが出たらしぼる。カットわかめ（乾燥）大さじ1（3g）は水で戻し、水けをしぼる。
2 さば缶の汁、塩少々、酢大さじ1をボウルに混ぜる。
3 さば水煮缶1缶（190g）、大根、わかめを合わせて器に盛る。**2**を回しかけて、おろししょうが1かけ分をのせる。

Column3

常備副菜

少し多めに作って保存しておくと心強い副菜。主菜だけ作ればさっと添えるだけ。
材料はすべて作りやすい分量。密閉容器に入れ、冷蔵庫で3日保存できます。

玉ねぎと白菜の かにかま漬け

甘酢とかにかまのうまみで
淡泊な野菜を食べやすく。

〈材料 作りやすい分量と作り方〉

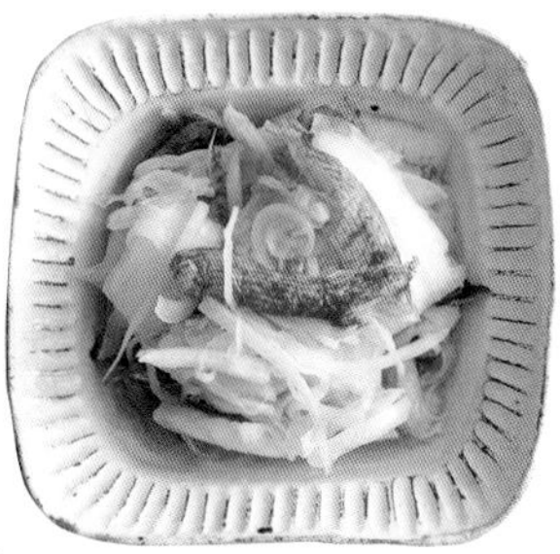

1 白菜300gは2cm四方に切り、玉ねぎ½個は薄切りにして塩小さじ⅔をまぶし、10分ほどおく。しんなりしたら水けをしぼる。

2 ボウルにはちみつ大さじ2、酢大さじ4を混ぜる。白菜、玉ねぎ、かに風味かまぼこ1パック（60g）、しょうが（せん切り）2かけ分を加えてざっと混ぜて冷蔵庫に30分以上おく。

きゅうりと ヨーグルトのサラダ

ヨーグルトたっぷり。
カレーによく合うインド風のサラダです。

〈材料 作りやすい分量と作り方〉

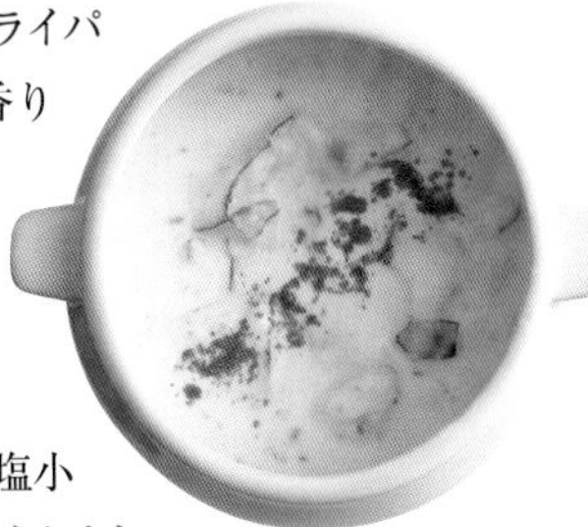

1 クミンシード小さじ½をフライパンに入れ、弱火で炒って香りが出てきたら取り出して細かく刻む。きゅうり2本はポリ袋などに入れ、麺棒や瓶の底で細かくたたく。

2 ボウルにヨーグルト200g、塩小さじ⅔、クミンを混ぜ、きゅうりを加えて冷やす。器に盛り、カレー粉少々をふる。

ラタトゥイユ

最後にトマトを加えて味をまとめます。
冷やしても温めても。

〈材料 作りやすい分量と作り方〉

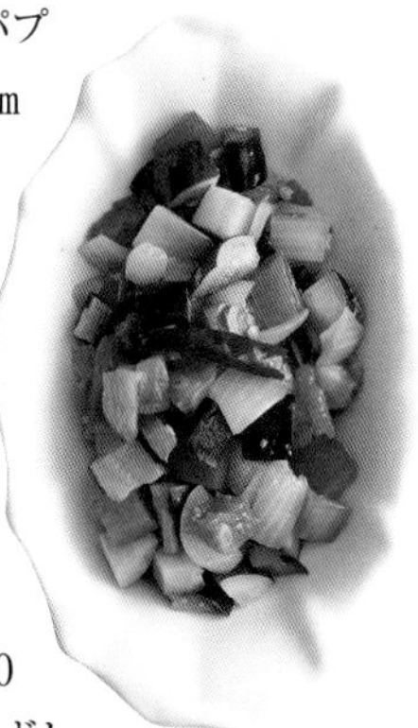

1 ズッキーニ1本、玉ねぎ½個、パプリカ1個、トマト1個はすべて1cm角に切る。

2 フライパンを中火で熱し、オリーブオイル大さじ1、赤唐辛子1本を入れ、玉ねぎ、ズッキーニ、パプリカの順に入れて炒める。

3 トマト、塩小さじ¾、こしょう少々を加え、ふたをして中火で10分ほど蒸し煮にする。ふたをはずして汁けがなくなるまで煮詰めて、バットに移して冷ます。

切り干し大根の煮もの

栄養が凝縮された乾物を使って、
ほっとする定番の煮ものを。

〈材料 作りやすい分量と作り方〉

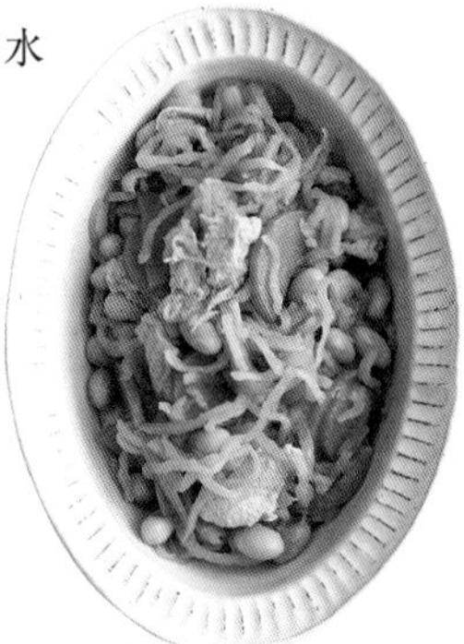

1 切り干し大根30gはさっと洗い、水1カップとともにボウルに入れ、30回ほどもむ（戻し汁は取っておく）。切り干し大根はしぼって食べやすい長さに切る。にんじん⅓本は薄い半月切りにする。油揚げ1枚は熱湯で3分ほどゆで、にんじんと同じくらいの大きさに切る。

2 鍋にサラダ油大さじ1を中火で熱し、にんじんを炒める。切り干し大根、戻し汁を加えて煮立たせ、アクを除く。

3 しょうゆ大さじ1弱、蒸し大豆100g、油揚げを加えて弱めの中火で汁けがほとんどなくなるまで煮る。

サラダが主菜の2品献立

two meals for your healthy life

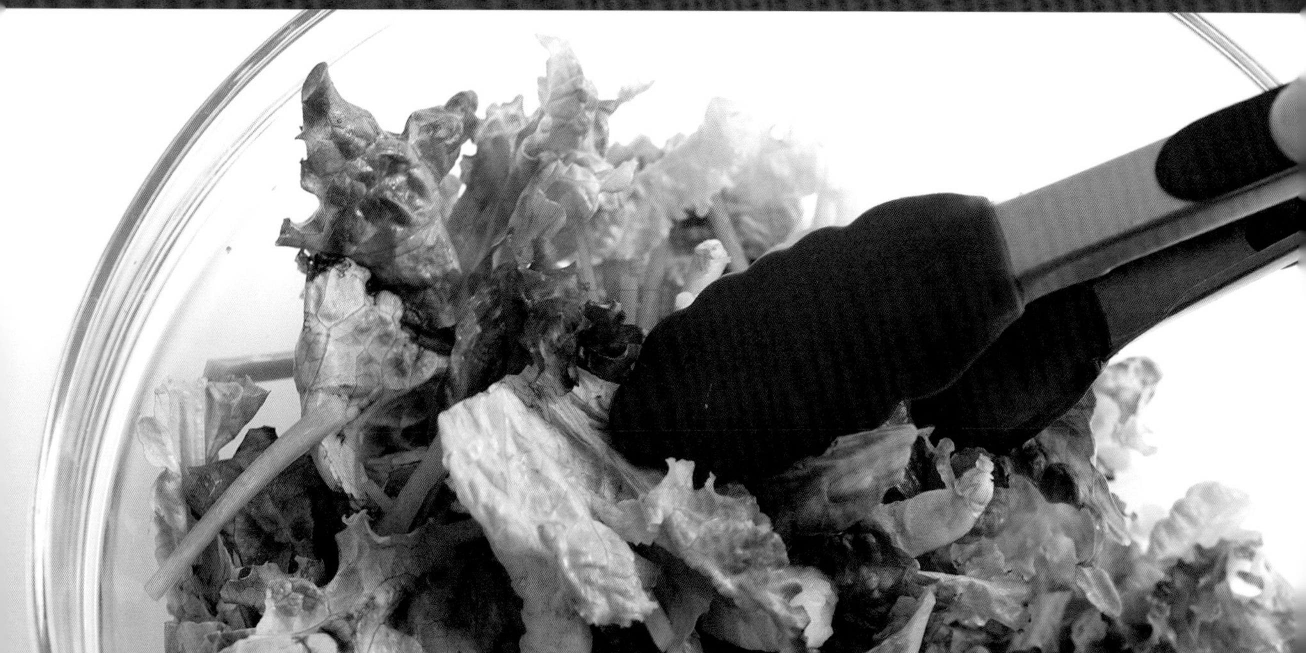

野菜をたっぷり食べられるサラダをメインおかずにした献立。サラダを主菜としてボリュームアップし、よりおいしくするために肉や魚などのタンパク源をプラスしています。生ハムや鶏むね肉などの肉類から、刺身の盛り合わせやゆでえび、あじの干物まで幅広く使用。加熱調理するものが少なめなので、作り方も比較的シンプルな献立です。サラダにはパンのほうが合いますが、ご飯の玄米やもち麦と同様、免疫力を意識するなら全粒粉やライ麦入りパンなどにすると食物繊維などもいっしょに摂れます。

サラダで免疫力をアップする4つのポイント

野菜の栄養を
そのまま補給できます

生で野菜を食べると、ビタミンなどの栄養の損失を最小限に抑えられます。熱に弱く、水にも溶けるビタミンCは調理による損失が大きい栄養素。酸化を防いで老化や動脈硬化を予防し、鉄の吸収やコラーゲンの合成をサポートするビタミンCをほぼ損失なく摂れるのは大きなメリットです。

塩分を排出する
カリウムも生で

アボカドやにんじんなどの野菜、キウイやりんごなどの果物、わかめなどの海藻類に多く含まれるカリウム。細胞機能の維持に関わり、体内の塩分を排出する働きで血圧を正常に保つといわれています。カリウムも調理によって失われやすいので、生で食べるとロスなく摂取できます。

粘り成分は
加熱すると失われやすい

オクラや長いもなどに含まれる粘り成分はフィトケミカルのひとつで、加熱すると損失が大きいものです。オクラは薄く切ると生でも食べることができます。粘り成分には、胃の粘膜を保護し、脂肪やコレステロールの吸収を抑える効果があります。

さまざまな酵素の力は
生で発揮されます

酵素は、食べたものの消化吸収、代謝などに関わります。例えば大根に含まれるアミラーゼ、プロテアーゼなどの酵素には消化を助ける働きが。ただし、加熱すると働かないので、生で食べることが必須。サラダなら無理なく酵素が摂取でき、消化に関わる体の負担を軽減できます。

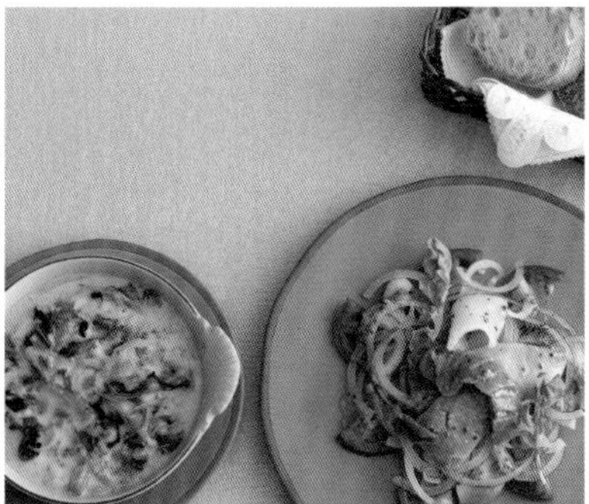
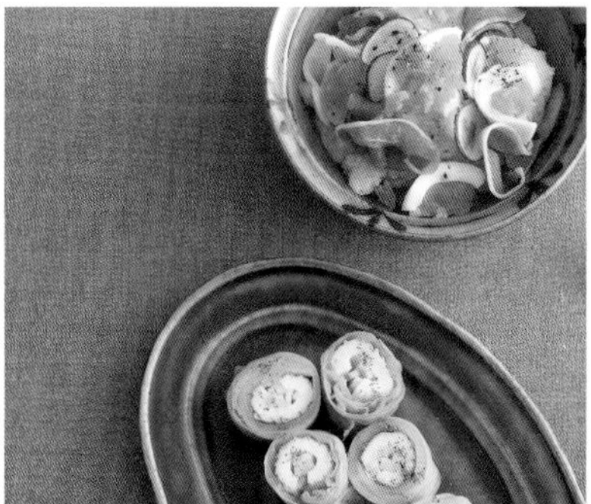
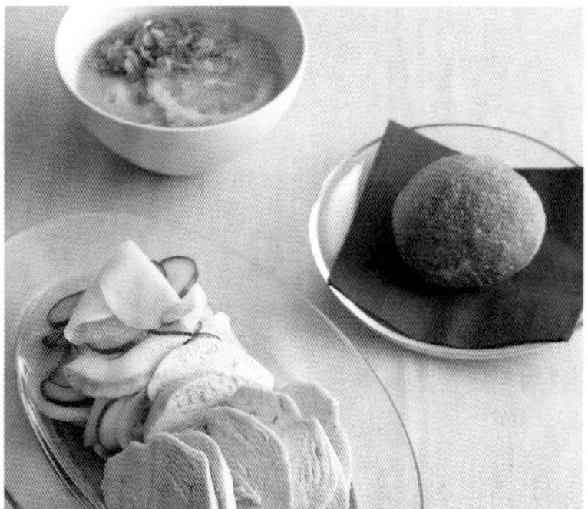
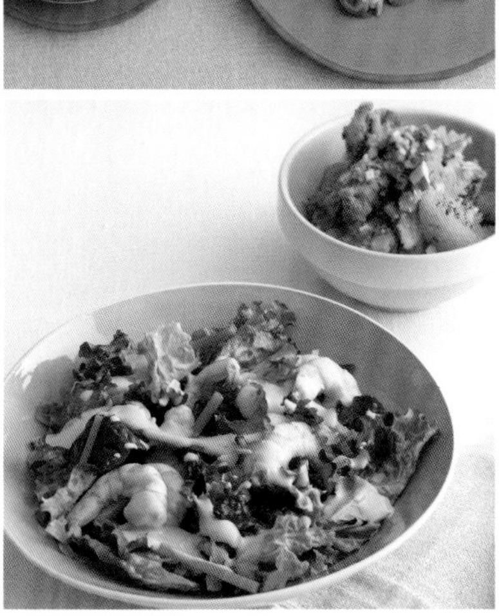
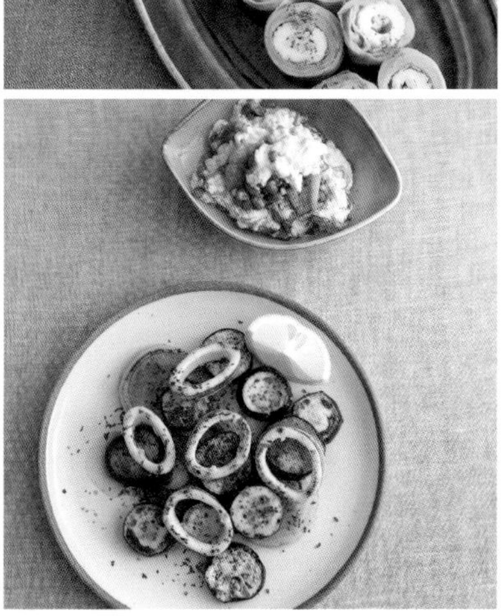
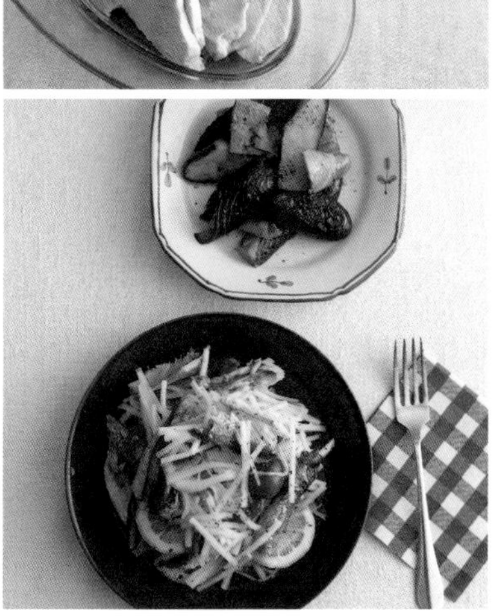

トマトとアボカドのデリサラダ
＋
ほうれん草のチーズ焼き

サラダには刺身を合わせて、魚のタンパク質を摂ります。
主菜が冷菜なので、副菜にはオーブントースターで
こんがり焼いたほうれん草のチーズ焼きを合わせて。

調理時間／30分
1人分／505kcal（※パンは含まない）
栄養素／ビタミンA、フィトケミカル、タンパク質、DHA・EPA
作り方／52·53ページ

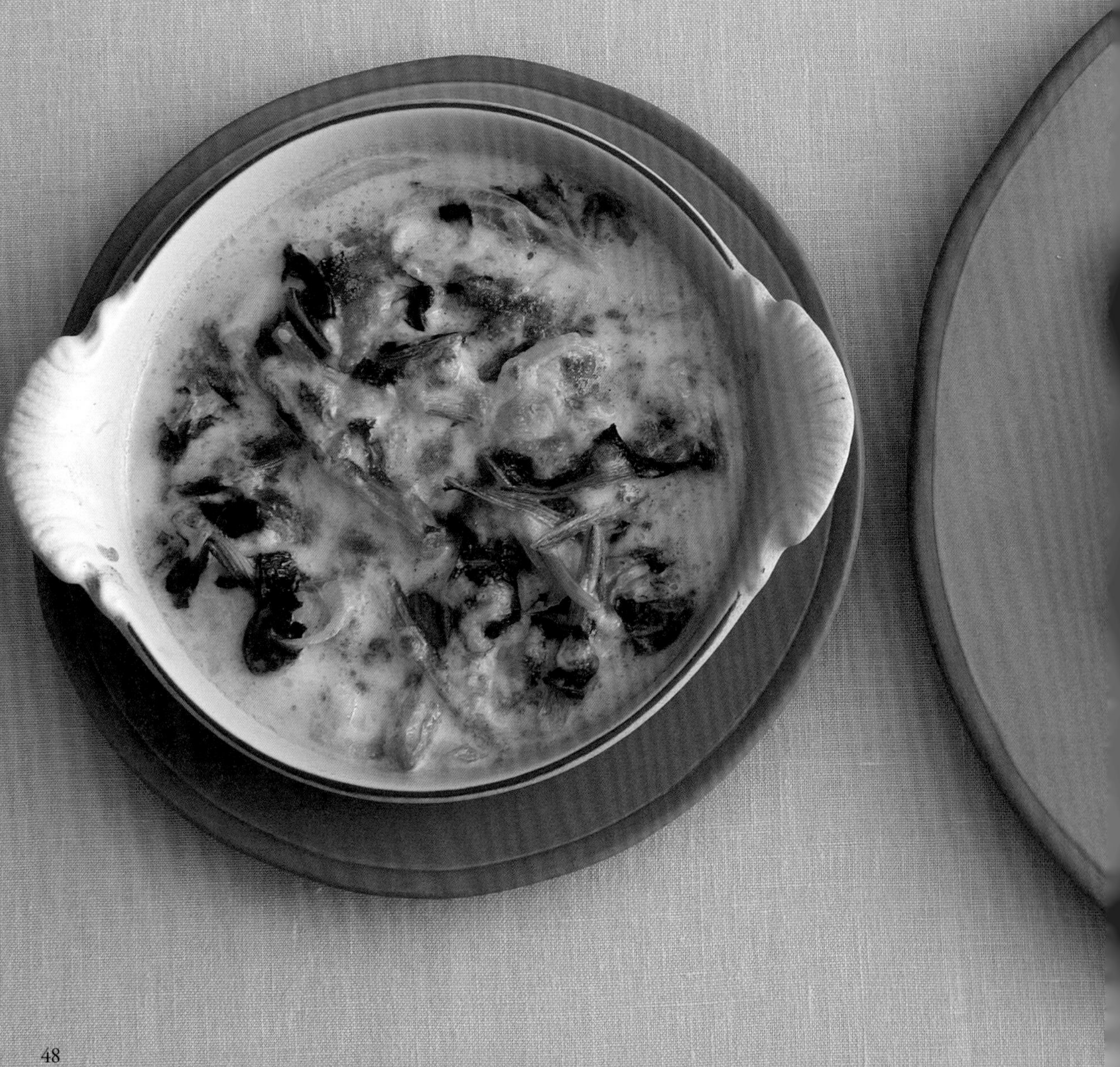

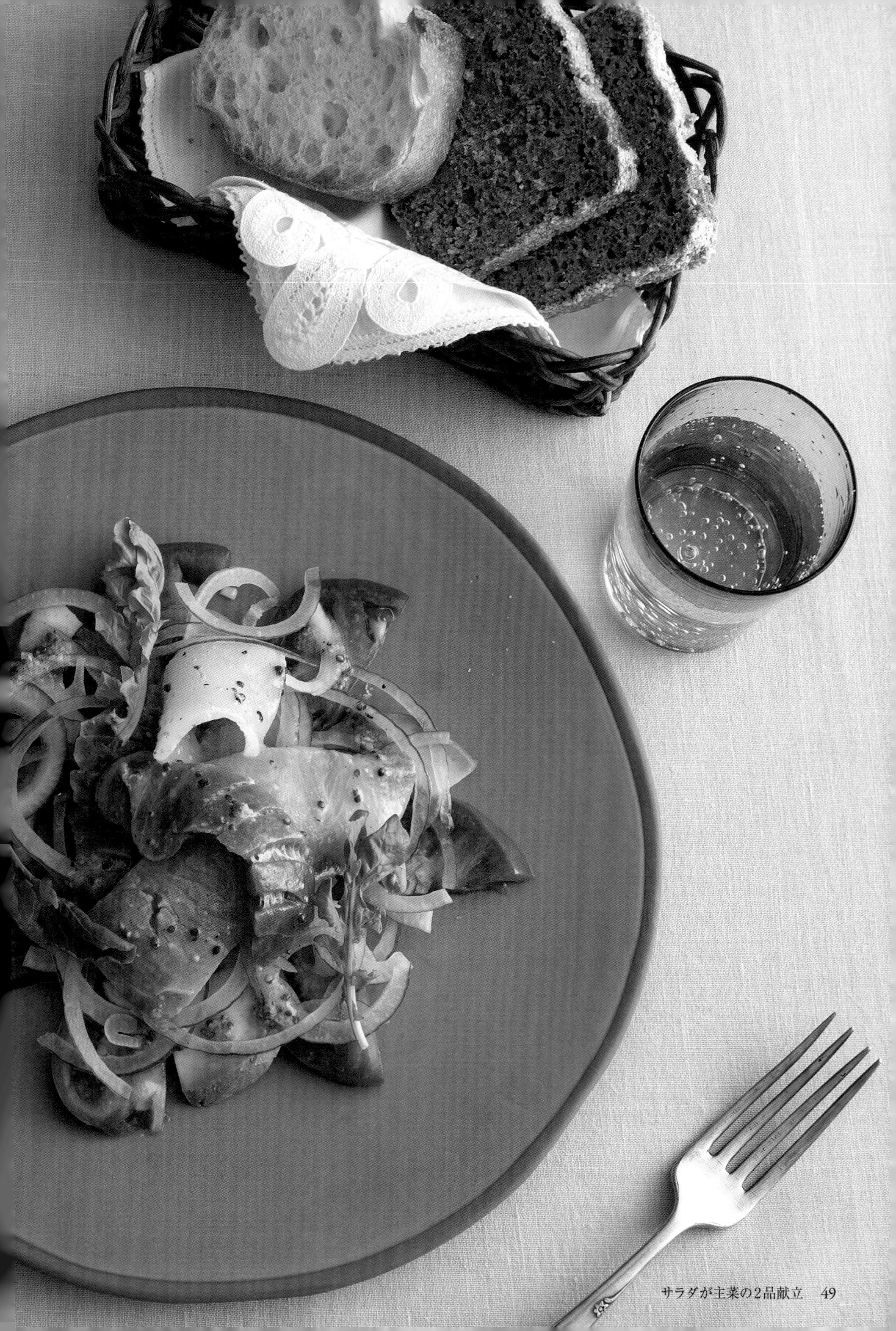

生ハムポテトサラダ
＋
キャベツとちくわの巻き巻き

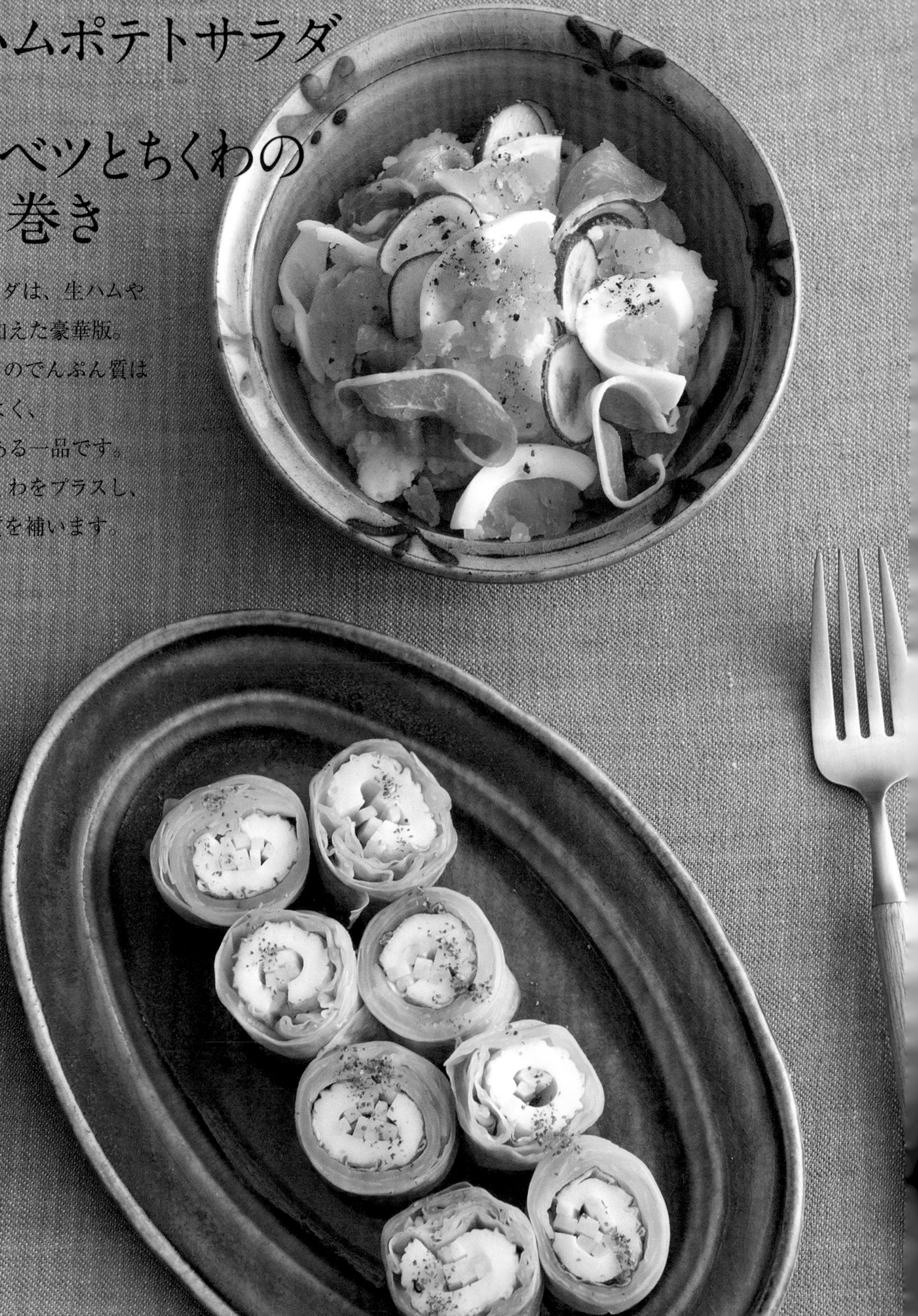

ポテトサラダは、生ハムや
ゆで卵を加えた豪華版。
じゃがいものでんぷん質は
腹持ちがよく、
満足感のある一品です。
副菜でちくわをプラスし、
タンパク質を補います。

調理時間／30分
1人分／417kcal
栄養素／ビタミンC、タンパク質、炭水化物、
フィトケミカル
作り方／54ページ

きゅうりと鶏むね肉のサラダ
＋
アボカドとねぎのスープ

きゅうりとかぶに蒸し鶏を添えて、
タンパク質もしっかり補給。
鶏むね肉には疲労回復を助け、
老化を防ぐ成分が豊富です。
美容効果も期待できるアボカドを
スープにして体を温めます。

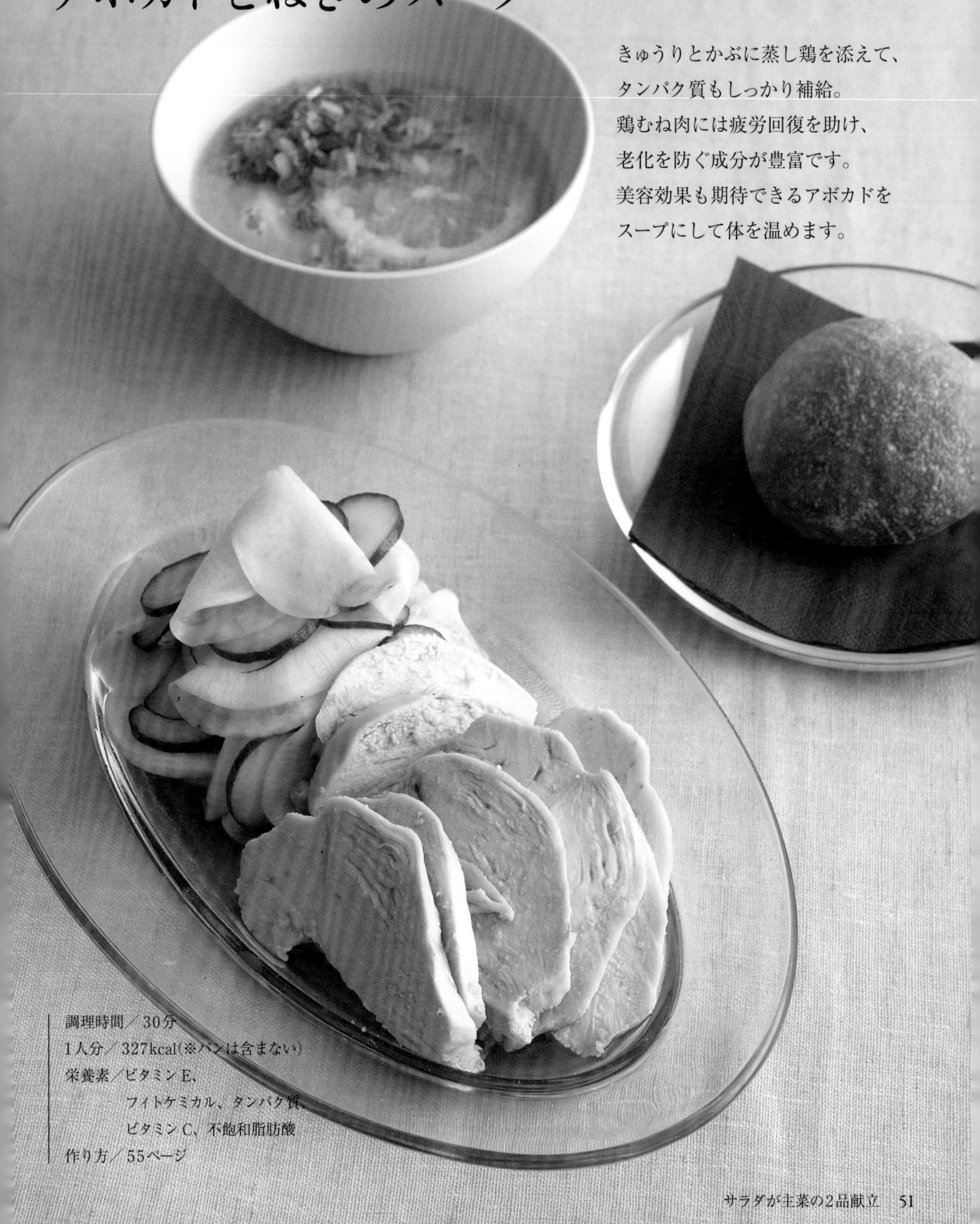

調理時間／30分
1人分／327kcal(※パンは含まない)
栄養素／ビタミンE、
フィトケミカル、タンパク質、
ビタミンC、不飽和脂肪酸
作り方／55ページ

48・49ページ

トマトとアボカドのデリサラダ

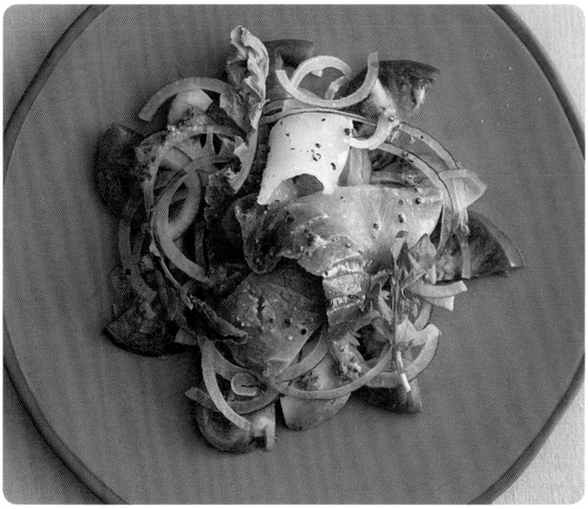

刺身は、魚に含まれるDHAやEPA、ビタミン類が加熱による損失なしに食べることができます。アボカドにはオレイン酸が豊富。トマトや紫玉ねぎ、ルッコラなど複数の野菜と合わせて、多様な栄養を少しずつ摂ることができます。

〈材料 2人分〉

刺身（盛り合わせ）　2人分（約16切れ・200g）
トマト　2個（300g）
アボカド　½個
紫玉ねぎ　¼個（50g）
ルッコラ　適量
塩・こしょう　各少々
酢　大さじ1
粒マスタード　小さじ1
オリーブオイル　小さじ1

1 ボウルに塩、こしょう、酢、粒マスタードを混ぜ、オリーブオイルを加えて混ぜる。刺身をボウルに加えてからめ、漬けておく（a）。

2 トマトは1cm幅の半月切りにする（b）。アボカドは1cm幅の半月切りにしてから（c）皮をむく。紫玉ねぎは薄切りにする。ルッコラは食べやすくちぎる。

3 2の野菜を器に盛り、1の刺身をのせる（d）。

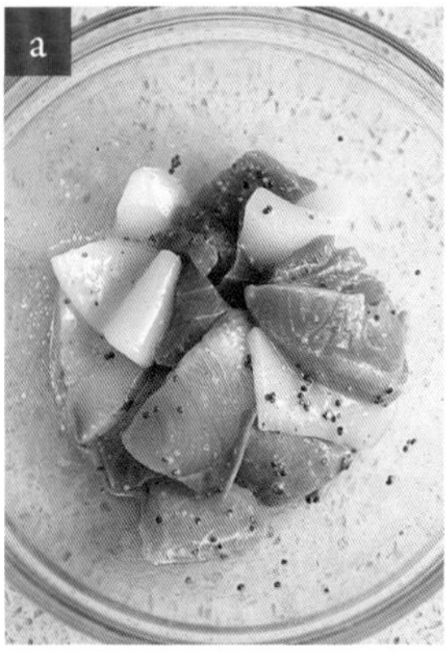
a

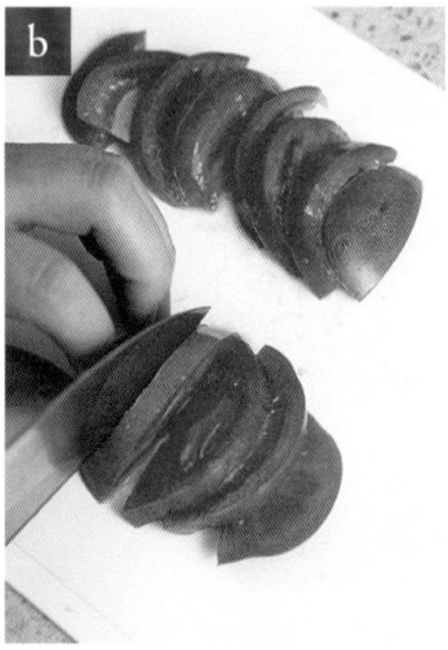
b

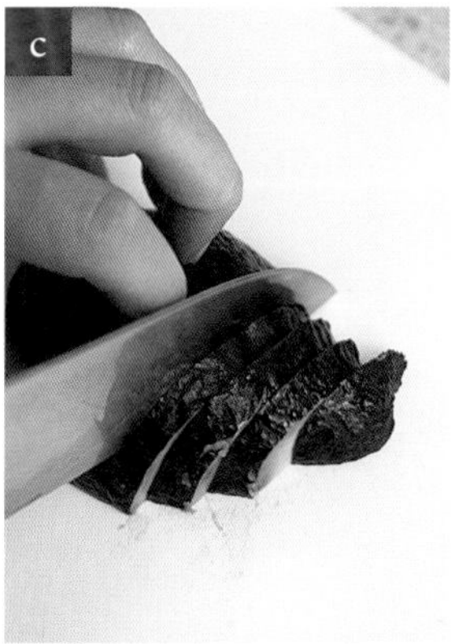
c

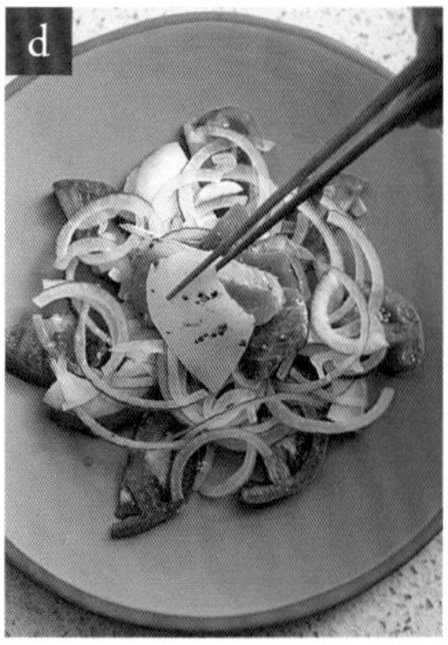
d

48・49ページ

ほうれん草の チーズ焼き

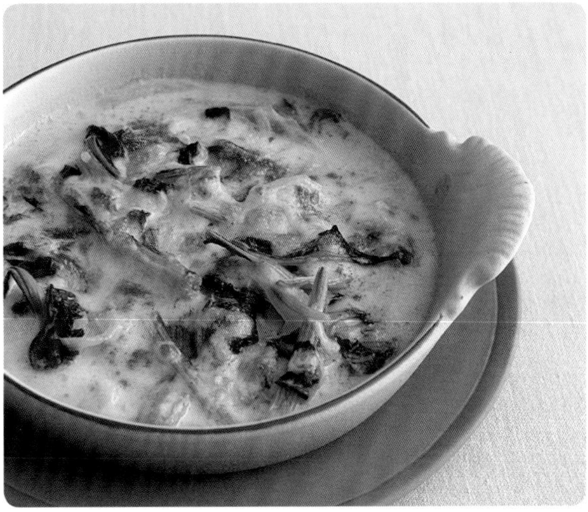

たっぷりのほうれん草と玉ねぎに小麦粉をふって炒め、牛乳、チーズを加えてオーブントースターでこんがりと焼いたグラタン風の副菜。小麦粉が少なく、バターも加えていないのでさっぱりした味わいです。アツアツの料理で体を温めます。

〈材料 2人分〉

ほうれん草　200g
玉ねぎ　½個(100g)
ピザ用チーズ　40g
小麦粉　大さじ½
牛乳　½カップ
オリーブオイル　大さじ1
塩　小さじ½
こしょう　少々
カレー粉　少々

1 ほうれん草は根元を洗って(a)ざく切りにする。玉ねぎは繊維に逆らって薄切りにする。
2 フライパンを中火で熱し、オリーブオイル、玉ねぎを入れてしんなりするまで炒める。ほうれん草を加えてざっと炒め、小麦粉をふり混ぜる(b)。牛乳を加えてひと煮立ちしたら、塩、こしょうで味を調える。
3 耐熱皿に入れ、ピザ用チーズをのせてオーブントースターで6～7分、こんがりするまで焼く。仕上げにカレー粉をふる。

memo

・アボカドを半月切りにする場合は、切ってからのほうが皮をむきやすくなります。
・ほうれん草は結石の原因となるシュウ酸を含みますが、牛乳やチーズなどカルシウムを含む食品といっしょに摂ると、シュウ酸の吸収が抑えられます。
・ほうれん草の根元はミネラルが豊富。根元は切って捨てずに、1本ずつはずして洗うと、汚れが簡単に落とせます。

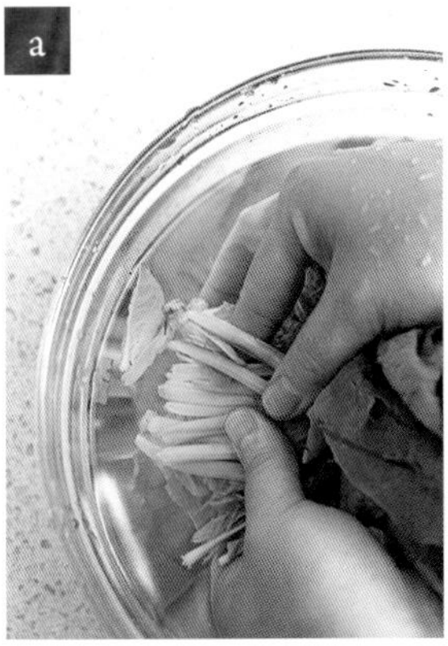

a

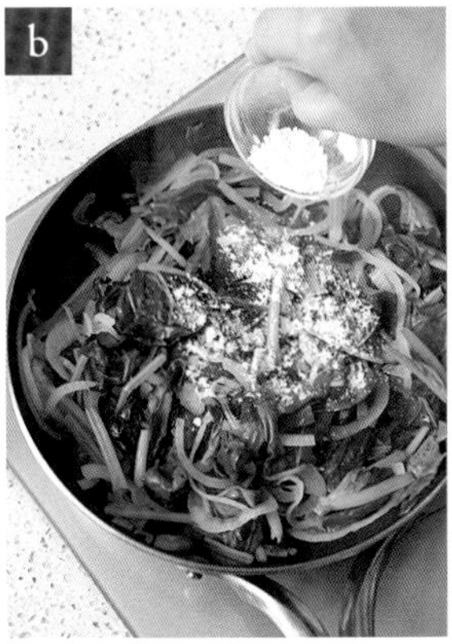

b

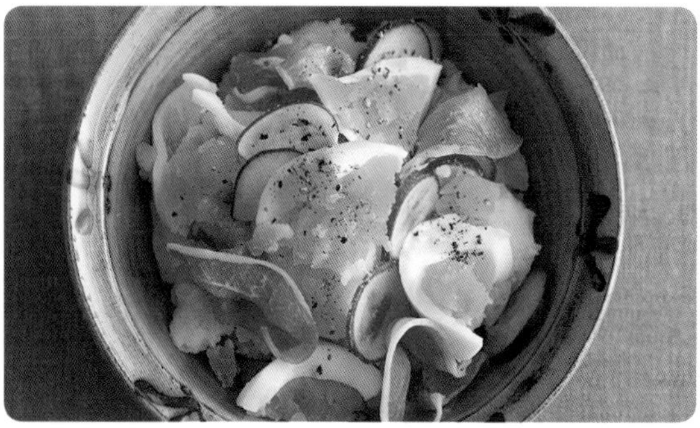

50ページ

生ハムポテトサラダ

じゃがいもはでんぷん質が多く、そのため含まれるビタミンCが加熱しても比較的壊れにくくなっています。電子レンジを使うことで、さらに加熱時間を短くしています。生ハムの熟成されたうまみで、いつものポテトサラダがいっそうおいしくなります。

〈材料 2人分〉

じゃがいも　3個（300g）
ゆで卵（10分ゆで）　3個
ラディッシュ　2個
きゅうり　1本（100g）
生ハム（薄切り）　4枚
塩　小さじ½弱
こしょう　少々
酢　大さじ1
マヨネーズ　大さじ2
黒こしょう　少々

1 じゃがいもはきれいに洗い、電子レンジで4分加熱して裏返し、さらに3～4分加熱して火を通す。熱いうちに皮をむき、ボウルに入れる。粗くつぶして塩、こしょう、酢を混ぜる。
2 ゆで卵は殻をむいて6等分に切る。ラディッシュ、きゅうりは薄い輪切りにする。生ハムは半分に切る。
3 じゃがいもが冷めたらマヨネーズを加えて混ぜる。**2**を加えて全体をざっくり混ぜ、黒こしょうをふる。

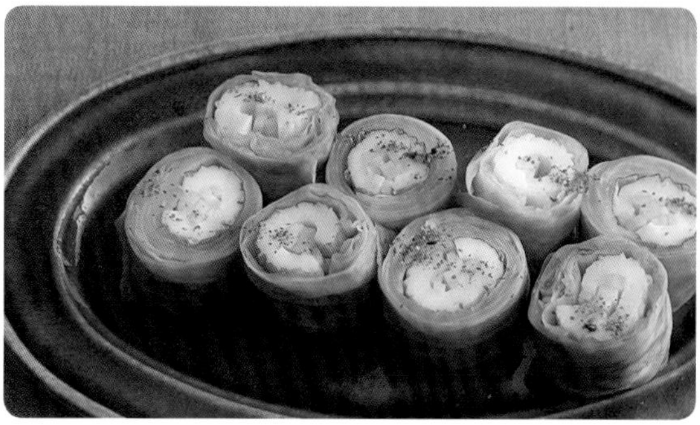

50ページ

キャベツとちくわの巻き巻き

シンプルながらやみつきになる味。ちくわに切り込みを入れてしょうがを詰めます。キャベツの葉は軸が太い場合は巻きにくく、食べにくいので、そぎ切りにして薄くして。ちくわの主なタンパク質は筋肉量を増やしやすい、すけそうだらのものです。

〈材料 2人分〉

キャベツの葉　4枚（約250g）
ちくわ　4本
しょうが　30g
七味唐辛子　少々

1 キャベツは軸の太い部分をそぎ取り、水にさっとくぐらせ、フライパンに入れてふたをし、しんなりするまで弱めの中火で4～5分蒸し煮にする。ざるに広げて冷ます。
2 しょうがは細切りにする。ちくわは縦に切り込みを入れ、しょうがを詰める。キャベツの葉を広げ、ちくわを包んで巻き、4等分に切る。好みで七味唐辛子をふる。

memo

・生ハムは塩漬けした豚肉を熟成させた発酵食品です。
・ポテトサラダのマヨネーズはじゃがいもが冷めてから加えます。最初に加えるとマヨネーズがどんどん吸われてしまうので、余分に摂りすぎることを防ぎます。

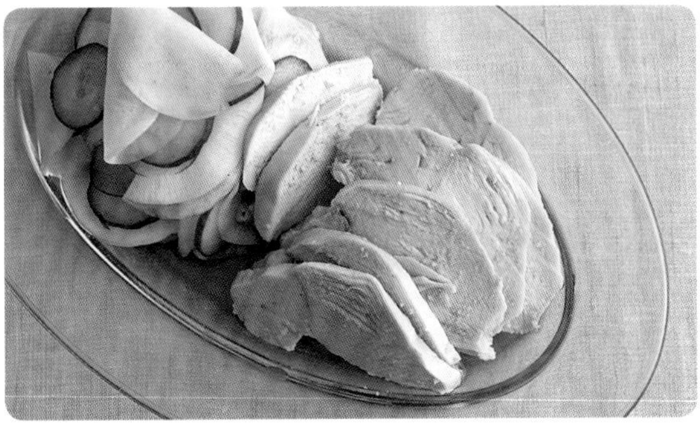

51ページ

きゅうりと鶏むね肉のサラダ

鶏むね肉はレンジで蒸します。端の薄い部分に火が通りやすいので、折り曲げてなるべく厚みを均等にします。また、鶏むね肉のイミダゾールペプチドという成分が、疲労や老化の原因になる活性酸素を除く効果があるといわれています。

〈材料 2人分〉

鶏むね肉　250g
きゅうり　1本(100g)
かぶ　1個(100g)
塩　適量
酒　大さじ1
しょうゆ・砂糖　各大さじ1
酢　大さじ3

1 鶏肉は皮を除き、耐熱皿にのせて塩小さじ⅓、酒を加えてしっかりもみ込む。身が薄い部分は内側に折って厚みを均等にし、ふんわりとラップをかけて電子レンジで5分ほど加熱する。取り出してラップをかけたまま冷ます。鶏肉の蒸し汁は取っておく。
2 きゅうり、かぶはそれぞれ薄い輪切りにして、塩小さじ⅓をふる。10分ほどおいてしんなりしたら水けをしぼる。
3 しょうゆ、砂糖、酢、1の鶏肉の蒸し汁大さじ2を混ぜ、たれにする。鶏肉は一口大に切り、合わせたきゅうり、かぶとともに器に盛り、たれをかける。

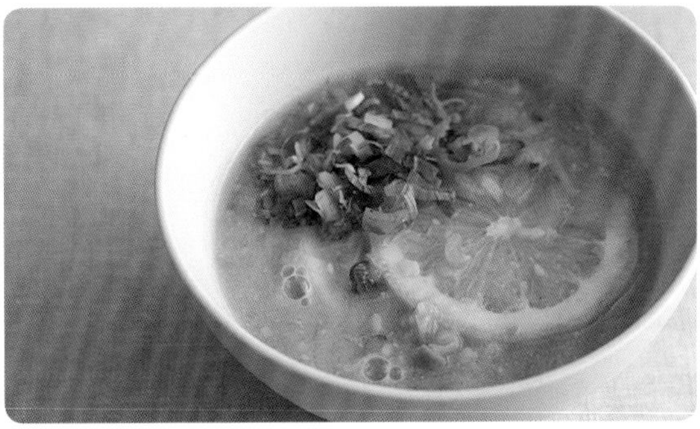

51ページ

アボカドとねぎのスープ

アボカドには、若返りのビタミンといわれているビタミンEが豊富。悪玉コレステロールを減らすオレイン酸も含まれています。ねぎは丸ごと1本をたっぷり使い、丁寧に蒸し炒めをして甘みを引き出します。

〈材料 2人分〉

アボカド　½個
長ねぎ　1本(100g)
サラダ油　大さじ1
塩　小さじ½強
こしょう　少々
レモン(輪切り)　4枚
かぶの葉(あれば)　少々

1 長ねぎは小口切りにする。鍋を中火で熱し、サラダ油を入れて長ねぎを加え、ふたをして2～3分蒸し炒めにする。
2 アボカドはスプーンでくずしながら1に加えて炒め合わせる。水1と½カップを加えてひと煮立ちさせたら、塩、こしょうで味を調える。器に盛り、レモン、かぶの葉の小口切りをのせる。

memo

・主菜で使ったかぶは、葉にβカロテンやビタミンCが多く含まれています。ここでは副菜のスープに小口切りにして加えています。
・かぶは大根と同様に、でんぷんを分解する酵素であるアミラーゼを含んでいます。加熱せずに食べることで効果が期待できます。

えびのサラダ仕立て
＋
かぼちゃのマッシュ

サニーレタスとにんじんの生野菜に、
蒸し煮にして甘みを引き出した
えびを合わせてフレッシュなサラダに。
生野菜だけでは量が少し足りないので、
副菜として加熱したかぼちゃを添えます。

調理時間／30分
1人分／375kcal
栄養素／ビタミンA、ビタミンC、ビタミンE、
フィトケミカル、タンパク質、不飽和脂肪酸
作り方／58ページ

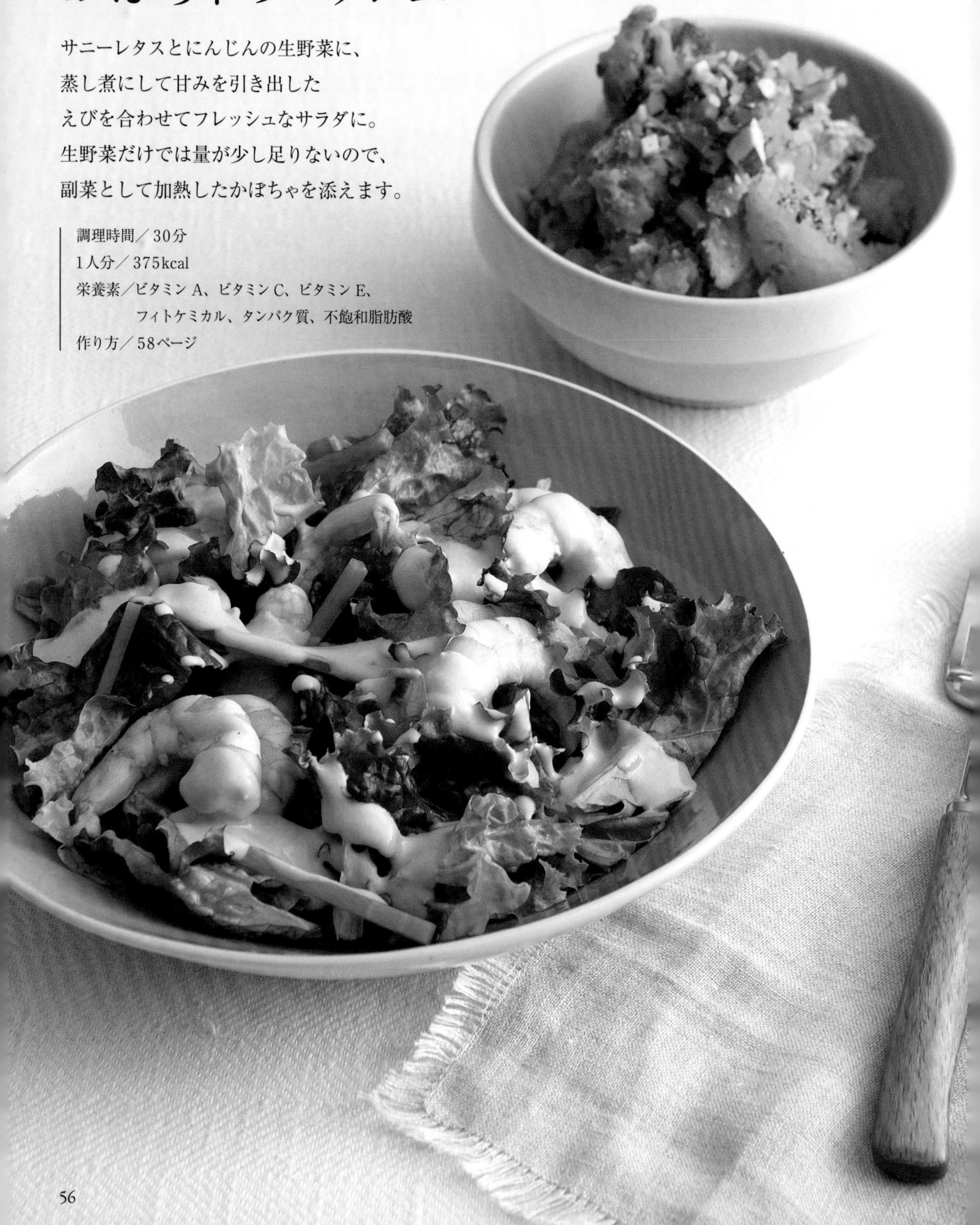

グリル野菜といかのサラダ
＋
オクラと納豆のネバネバ豆腐

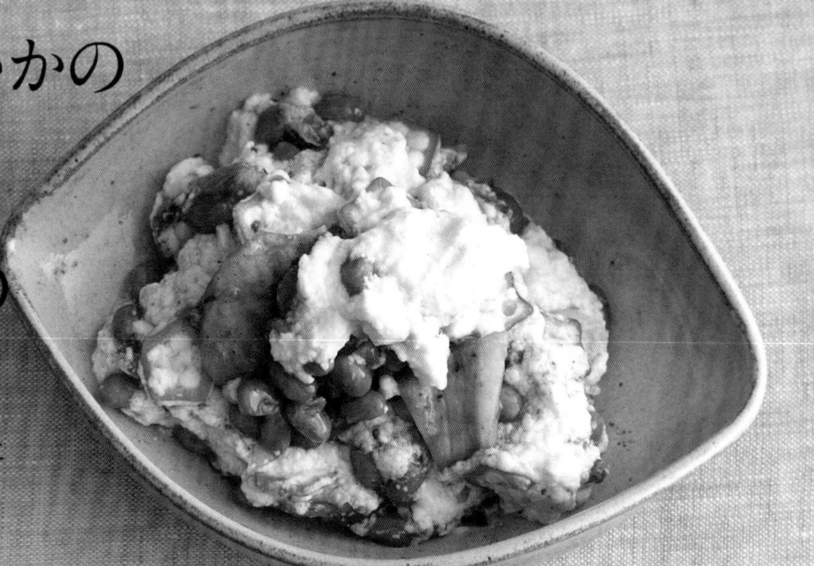

フライパンで色よくグリルした野菜に
いかを合わせて温野菜のサラダに。
副菜では生野菜だけでなく、
粘りのある食品や発酵食品をそれぞれ複数合わせ、
さらに豆腐で植物性のタンパク質も補給します。

調理時間／30分
1人分／332kcal
栄養素／フィトケミカル、タンパク質、
発酵食品（乳酸菌・納豆菌）
作り方／59ページ

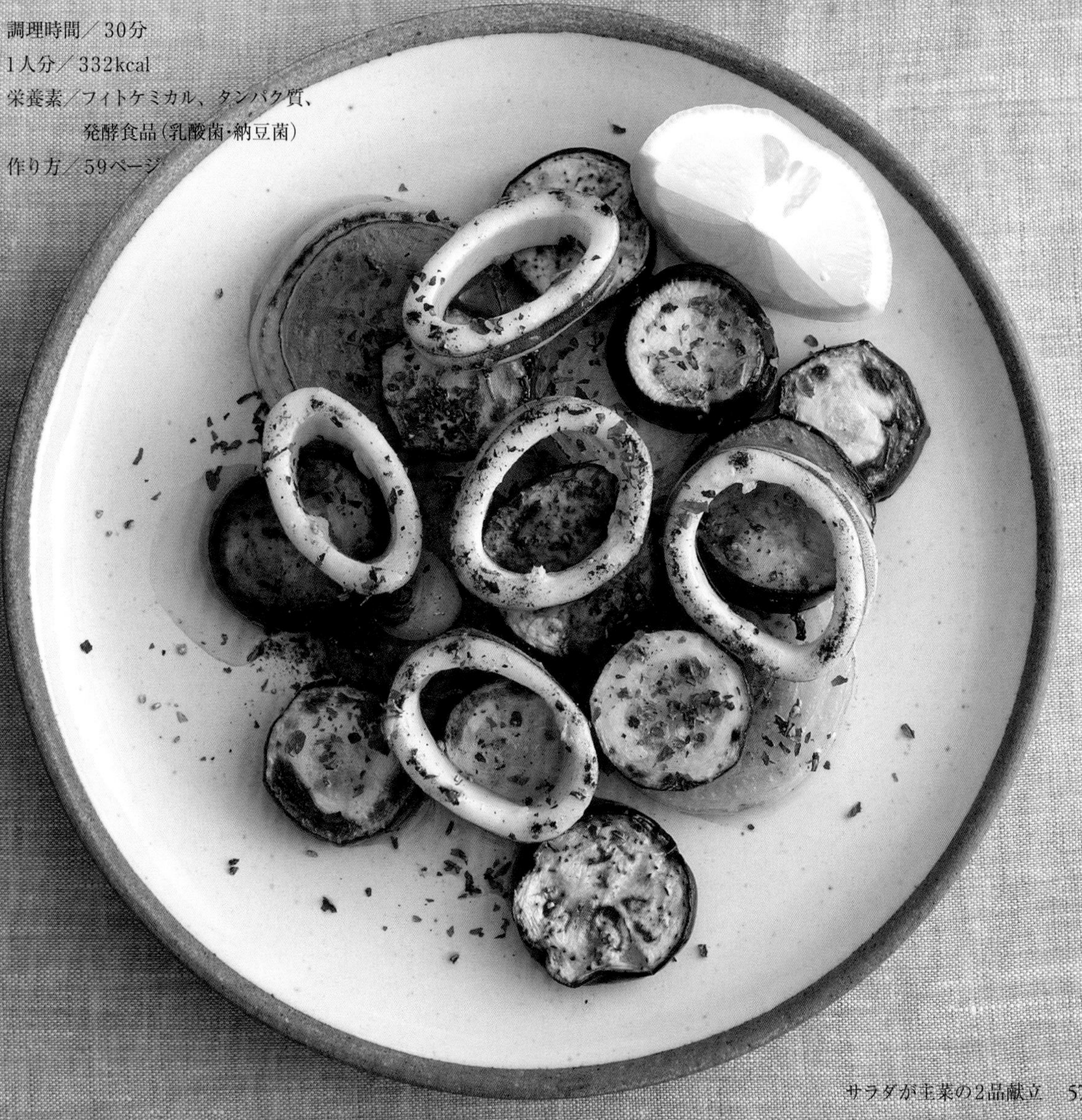

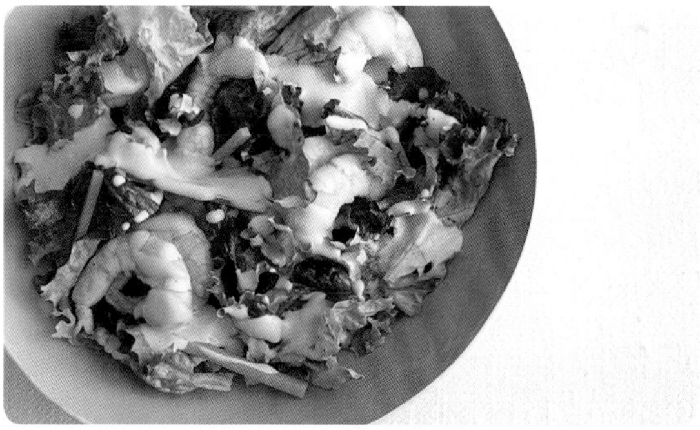

56ページ

えびのサラダ仕立て

生野菜のサラダは、野菜に含まれる豊富なビタミンや酵素を壊さずにそのまま摂ることができます。えびには活性酸素を抑制する作用があるアスタキサンチンが含まれています。えびのおいしさを引き立てるヨーグルトベースのドレッシングで。

〈材料 2人分〉

えび（殻つき）　8尾（150g）
サニーレタス　⅓個（100g）
にんじん　⅕本（30g）
酒　大さじ2
〈ドレッシング〉
ヨーグルト　大さじ3
マヨネーズ・トマトケチャップ　各大さじ1
塩　小さじ¼
こしょう　少々

1 えびは酒とともに鍋に入れ、ふたをして弱めの中火で2～3分蒸し煮にし、冷まして殻をむく。
2 サニーレタスは一口大にちぎる。にんじんはせん切りにする。器に野菜とえびを盛り合わせる。ドレッシングの材料を混ぜ合わせてかける。

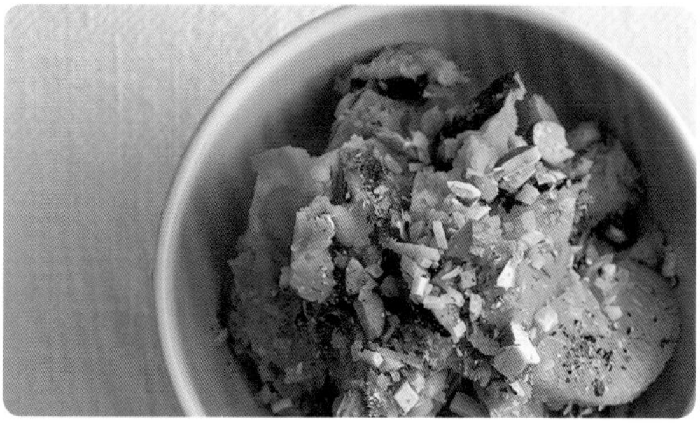

56ページ

かぼちゃのマッシュ

緑黄色野菜であるかぼちゃはβカロテン（ビタミンA）、オレンジにはビタミンCが含まれています。さらにアーモンドにはビタミンEが豊富。この一品で、強い体を保つビタミンA・C・E（エース）を一度に摂れます。

〈材料 2人分〉

かぼちゃ　⅕個（300g）
アーモンド　25～30粒（30g）
オレンジ　1個
塩　小さじ⅓弱
こしょう　少々
黒こしょう　少々

1 かぼちゃは種とワタを除き、一口大に切る。耐熱皿にのせてふんわりとラップをかけ、電子レンジで5～6分加熱して火を通す。オレンジは房を取り出して皮をむき、食べやすい大きさに切り、オレンジの果汁は取っておく。アーモンドは粗く刻む。
2 かぼちゃをボウルに入れ、あればオレンジの果汁、塩、こしょうを加えて半分ほどをつぶす。アーモンド、オレンジを加えて混ぜ、器に盛って黒こしょうをふる。

memo

・えびの赤い色はアスタキサンチン。強い抗酸化作用があります。
・かぼちゃの皮には、果肉よりもβカロテンや食物繊維が多く含まれています。皮は果肉といっしょにつぶすと、食べやすくなります。
・アーモンドは食物繊維やオレイン酸も豊富です。

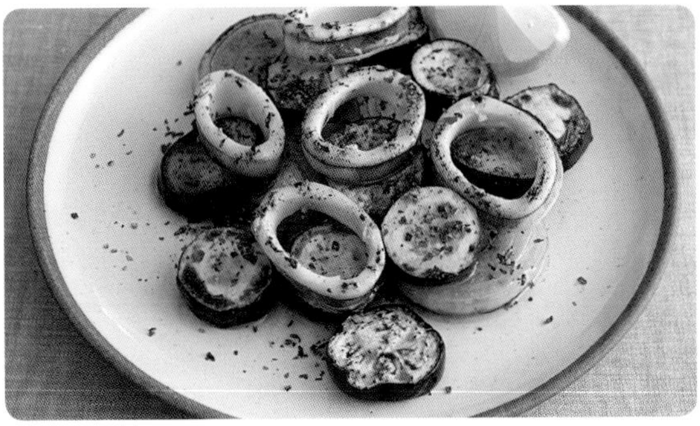

57ページ

グリル野菜といかのサラダ

いかは脂肪が少なく、高タンパク。豊富に含まれるタウリンには肝機能の改善や、血圧の調整作用が期待できます。いかをさばくのが苦手なら、刺身を使ってもかまいません。なすは皮に抗酸化作用のあるアントシアニンが含まれています。

〈材料 2人分〉

なす　1個(80g)
玉ねぎ　½個(100g)
ズッキーニ　⅔本(100g)
いか　1ぱい(200g)
オリーブオイル　適量
塩　小さじ½弱
こしょう　少々
ハーブ(乾燥バジルやパセリなど)　少々
レモン(くし形切り)　2切れ

1 なす、玉ねぎ、ズッキーニは1cm厚さの輪切りにする。いかは内臓や軟骨を除いて洗い、胴は1cm幅の輪切りにし、足は5cm長さに切る。
2 フライパンを中火で熱し、オリーブオイル大さじ1を入れてなす、玉ねぎ、ズッキーニをこんがりと両面焼いて取り出す。
3 フライパンを洗わずにいかを同様に炒める。火が通ったら、**2**の野菜を戻し入れて塩、こしょうをふり、さっと合わせる。器に盛り、オリーブオイル大さじ1、ハーブをふってレモンを添える。

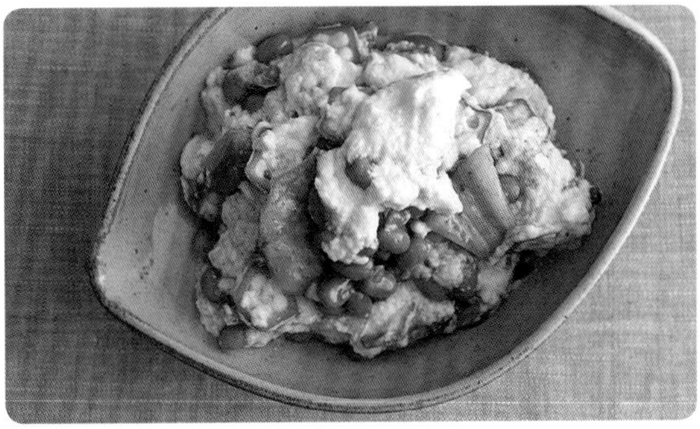

57ページ

オクラと納豆のネバネバ豆腐

粘り成分や食物繊維、植物性タンパク質などが豊富なパワフルな副菜。オクラの粘りはフィトケミカルのひとつ。納豆と豆腐からはイソフラボンも摂れます。発酵食品である納豆とキムチには腸内環境を整える効果が期待できます。

〈材料 2人分〉

絹ごし豆腐　200g
オクラ　4本(40g)
納豆　1パック(50g)
白菜キムチ　50g

1 オクラはガクの硬い部分を除き、横に薄い輪切りにする。納豆は添付のたれを加えて混ぜる。
2 豆腐をボウルに入れ、スプーンなどで全体を混ぜてなめらかにする。オクラを加えてよく混ぜ、納豆、キムチを加えてざっくりと混ぜる。

memo

・なすはアクを除くために水にさらすとビタミンやアントシアニンが流出してしまいます。切ってすぐに油で焼けばアクは気になりません。
・いかは皮にもタウリン、コラーゲンが含まれているので、むかずにそのまま使います。

ししゃもと
干物あじの
サラダ
＋
なすと
ベーコンの
マリネ

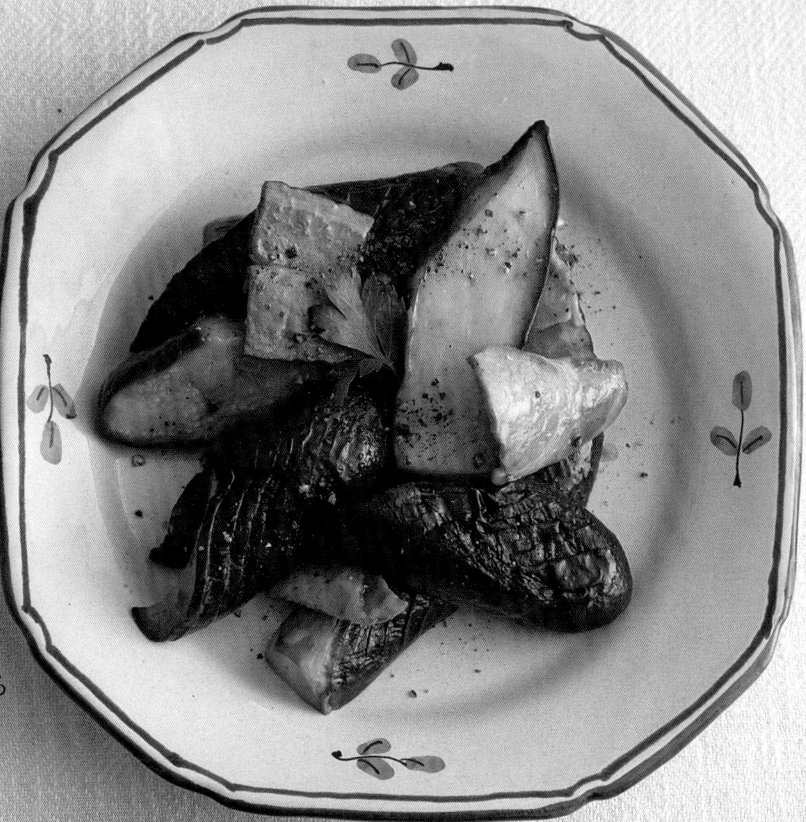

うまみと栄養が凝縮された
魚の干物をほぐし、
生野菜と合わせます。
大根の酵素が、タンパク源である
干物の消化をサポート。
副菜は加熱した柔らかい野菜を
たっぷりいただきます。

調理時間／30分（※冷やす時間は除く）
1人分／337kcal
栄養素／DHA・EPA、タンパク質、
フィトケミカル、ビタミンC
作り方／61ページ

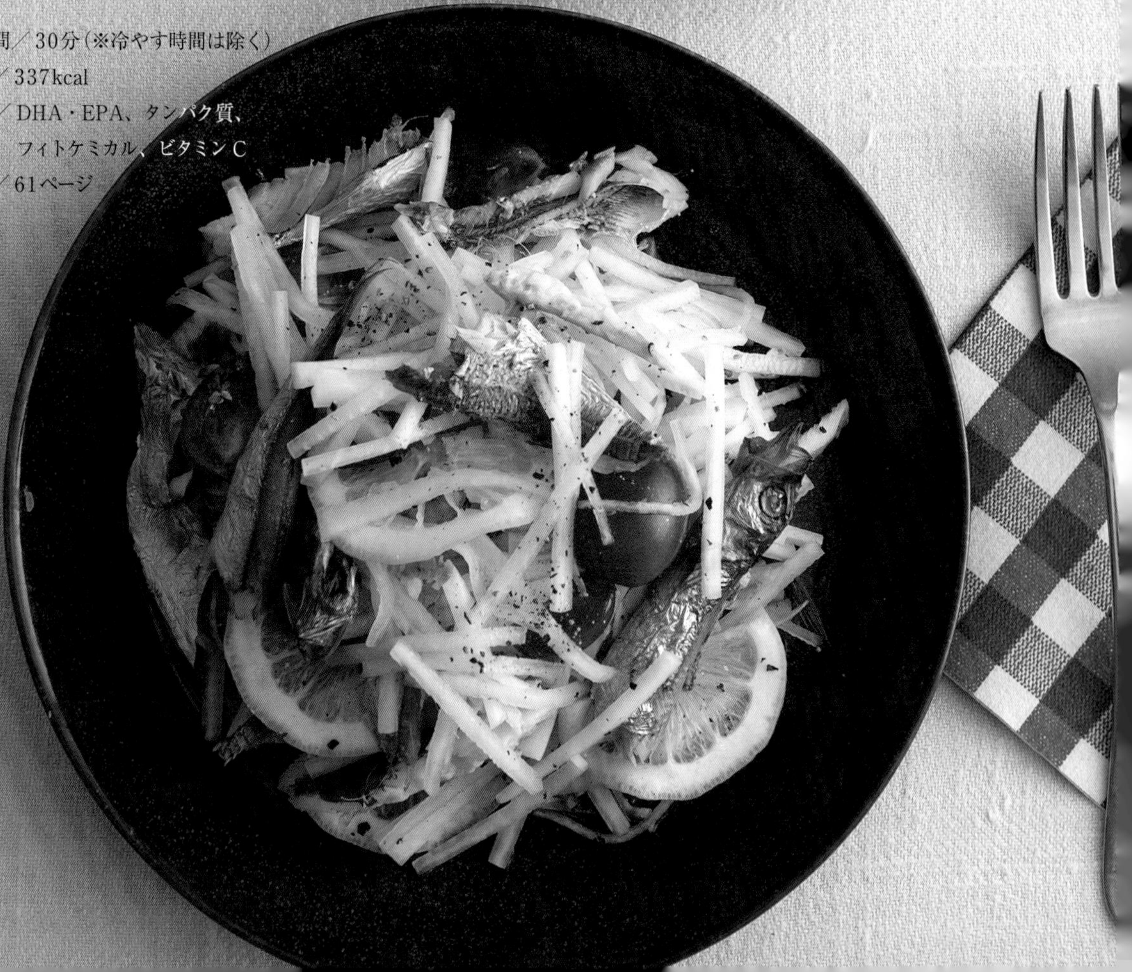

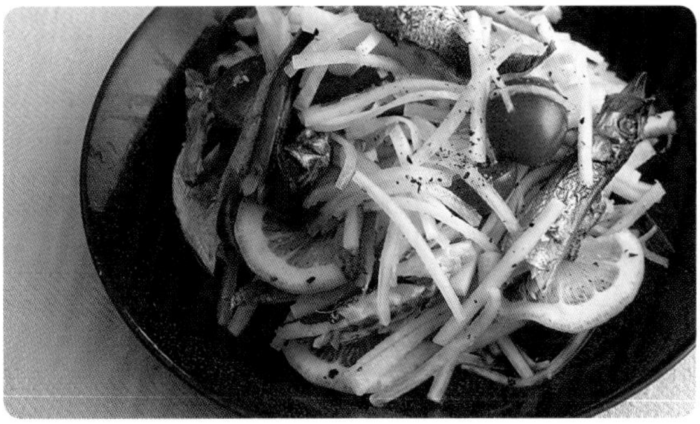

60ページ

ししゃもと干物あじのサラダ

あじは干物にもDHAやEPAが豊富。ししゃもとともにビタミンDやEも含まれています。大根は細胞壁が壊れると酵素が活性化します。おろしたり、小さく切ったりすれば、酵素の力を引き出すことができます。

〈材料 2人分〉

ししゃも（干物）　6尾
あじ（干物）　小2枚
大根　200g
ミニトマト　10個（100g）
レモン（半月切り）　¼個分
塩　小さじ¼
こしょう　少々
黒こしょう　少々

1 ししゃもとあじは魚焼きグリルかフライパンで両面を焼き、骨や頭などを除いて食べやすくほぐす。
2 大根は細切りにする。ミニトマトは縦半分に切る。
3 ボウルに大根、ミニトマト、レモンを入れ、塩、こしょうをふってよく混ぜる。ししゃもとあじを加えてざっくりと混ぜる。器に盛り、黒こしょうをふる。

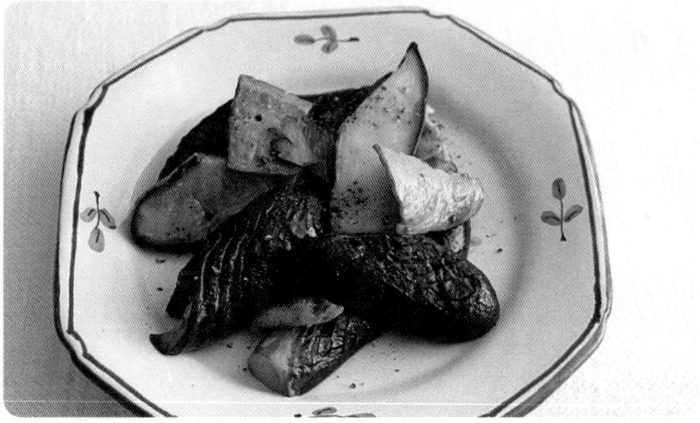

60ページ

なすとベーコンのマリネ

なすの皮にはアントシアニンが含まれ、活性酸素の発生やその働きを抑制したり、取り除く働きがあります（抗酸化作用）。また、なすは油と相性がいいので、オリーブオイルをまぶしてから酢を加えて蒸し煮にします。

〈材料 2人分〉

なす　3個（240g）
ベーコン　2枚（30g）
オリーブオイル　大さじ1
塩　小さじ⅓弱
こしょう　少々
酢　大さじ1
黒こしょう　少々
イタリアンパセリ　少々

1 なすは縦半分に切り、表面に浅く切り目を入れてさらに斜め半分に切り、オリーブオイルをまぶす。ベーコンは2㎝幅に切る。
2 フライパンを中火で熱し、なすを皮目から並べ入れる。ベーコン、塩、こしょう、酢を加えてふたをし、5～6分蒸し煮にする。
3 バットに移してラップをかけ、冷蔵庫で冷ます。器に盛って黒こしょうをふり、あればイタリアンパセリをのせる。

memo

・ミニトマトは、普通のトマトよりビタミンC、βカロテン、カリウムが豊富です。
・なすは皮の表面に5㎜幅くらいに浅く切り目を入れておくと、火の通りがよく、味がよくなじみます。
・大根は皮や皮近くのほうが食物繊維やビタミンCが多いので、むかないのがおすすめ。

Column4

副菜スープ

スープや汁ものがあると献立がぐっと充実し、体もぽかぽかに。
免疫力アップ食材を使って、簡単にできる4品をご紹介します。朝ごはんにもおすすめ。

レタスとひき肉のスープ

ひき肉は水と混ぜておくと
柔らかく煮上がります。

〈材料 2人分と作り方〉

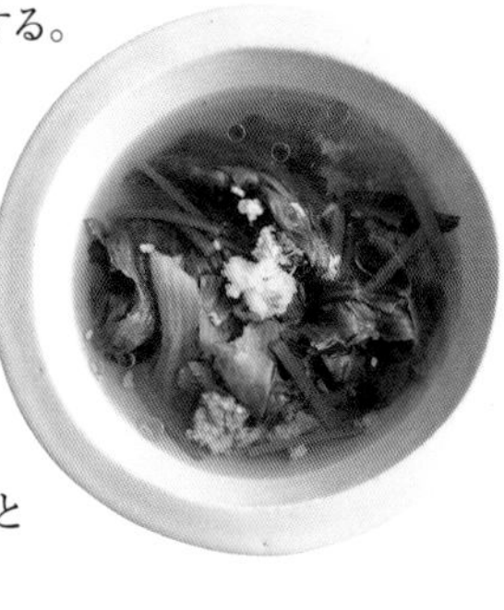

1 にんじん⅕本はせん切りにする。レタス⅓個は食べやすくちぎる。ボウルに鶏ひき肉50g、水½カップを混ぜる。
2 鍋に水1と½カップを入れ、強火にかけて煮立たせる。水と混ぜたひき肉を加え、強めの中火で煮てひと煮立ちさせ、アクを除く。
3 にんじんを加えて火が通るまで煮る。レタスを加えてしょうゆ大さじ1と⅓、ごま油小さじ1を回し入れる。器に盛り、おろししょうが1かけ分をのせる。

ねぎたっぷりスープ

体が温まるねぎスープ。
カロテンの多い緑の部分も使って。

〈材料 2人分と作り方〉

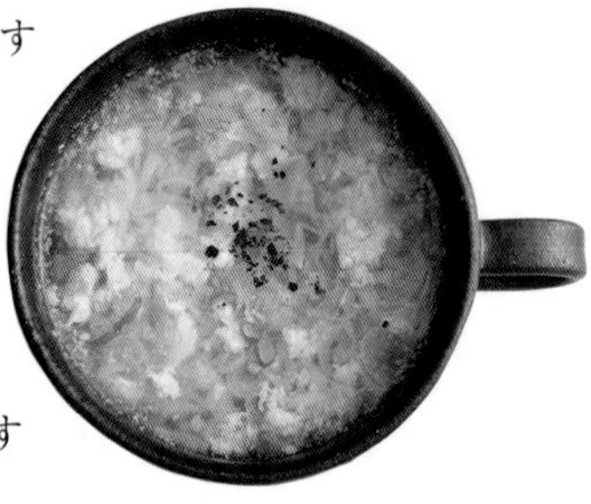

1 長ねぎ1本は小口切りにする。ボウルに卵1個をほぐし、粉チーズ大さじ2を混ぜる。
2 鍋を弱火で熱し、オリーブオイル大さじ1、長ねぎを入れてねっとりするまで炒める。
3 水2カップを加えて煮立ったら卵液を回し入れ、ひと呼吸おいて混ぜる。塩小さじ⅔を加えて混ぜる。器に盛り、黒こしょう少々をふる。

高野豆腐のみそスープ

高野豆腐は熱湯で戻し、ざっとくずすだけ。
みそとも好相性。

〈材料 2人分と作り方〉

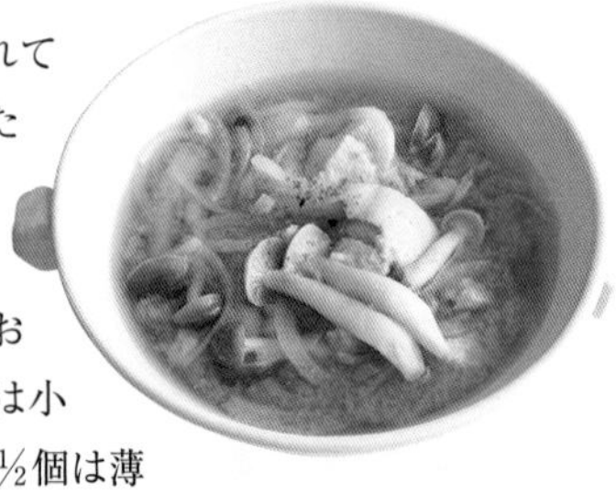

1 鍋に水2カップを入れて強火にかけて煮立たせる。高野豆腐1枚を加えてふたをし、火を止めて5分ほどおく。しめじ½パックは小房に分ける。玉ねぎ½個は薄切りにする。
2 鍋の中で高野豆腐を食べやすくくずし、しめじ、玉ねぎを加えて中火で2分ほど煮る。みそ大さじ2弱を溶き入れる。器に盛り、七味唐辛子少々をふる。

白菜とたらのクリームスープ

冬の旬をクリーミーで
とろみのあるスープに。

〈材料 2人分と作り方〉

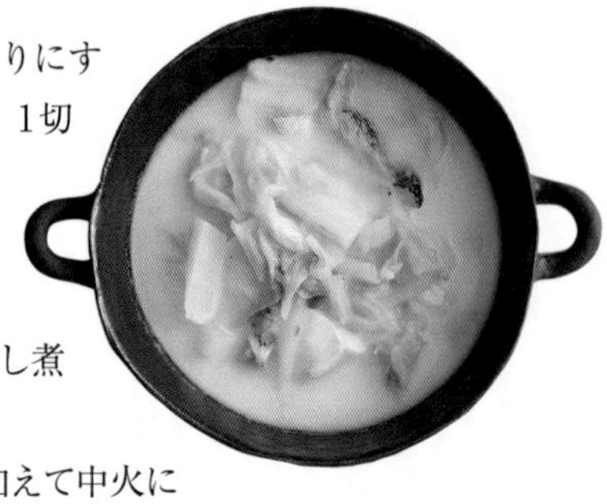

1 白菜150gはざく切りにする。真たら（切り身）1切れは一口大に切る。
2 鍋にたら、塩少々、酒大さじ1を入れ、ふたをして弱火で蒸し煮にする。
3 水1カップ、白菜を加えて中火にかけ、煮立ったら牛乳1カップを加えて温める。塩小さじ⅔弱、こしょう少々を加える。水溶き片栗粉大さじ2（片栗粉1：水2の割合）を回し入れてとろみをつける。

Column5

もち麦の副菜

もち麦には、摂りにくい水溶性食物繊維がたっぷり。ここではすでにゆでてある「ゆでもち麦」を使用。ゆで方は「もち麦のゆで方」（P26）を参照してください。

もち麦のチョップドサラダ

すべて小さくそろえて切って
ドレッシングであえるだけ。

〈材料 2人分と作り方〉

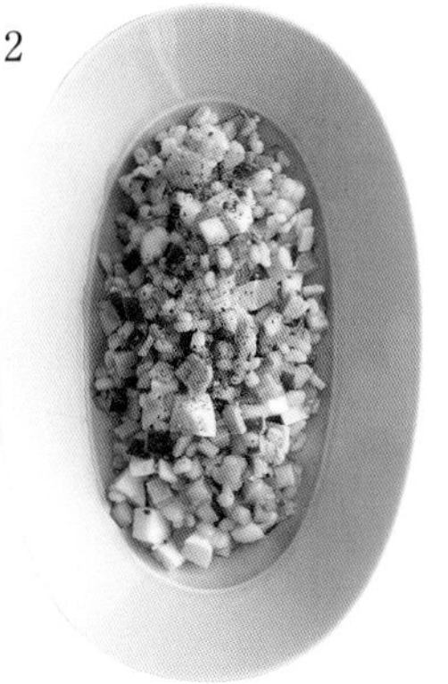

1 紫玉ねぎ½個、ゆで卵1個、ハム2枚、ピクルス2本はすべて5㎜角に切り、ボウルに入れる。
2 ゆでもち麦100g、粒マスタード大さじ1、塩小さじ⅓、こしょう少々を加えて混ぜる。オリーブオイル大さじ1を加えて全体をざっくり混ぜ、黒こしょう少々をふる。

もち麦肉みそ

甘辛い食べやすい肉みそ。
豆腐や野菜に添えて。

〈材料 2人分と作り方〉

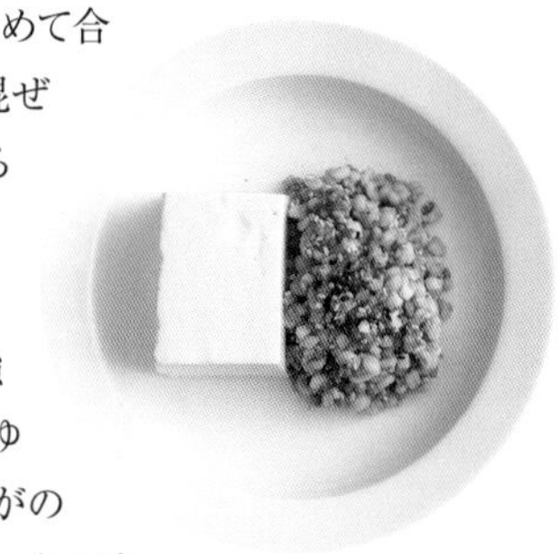

1 鍋に湯を沸かし、火を止めて合いびき肉50gを入れて混ぜる。色が変わったらざるに上げて水けをきる。
2 ボウルに1、みそ大さじ2、はちみつ小さじ1強を入れてよく混ぜる。ゆでもち麦100g、しょうがのみじん切り1かけ分、白いりごま小さじ1を加えて混ぜ、七味唐辛子少々をふる。好みで豆腐などにのせる。

長いもともち麦の梅サラダ

生で食べられる長いもと合わせて。
梅風味でさっぱりと。

〈材料 2人分と作り方〉

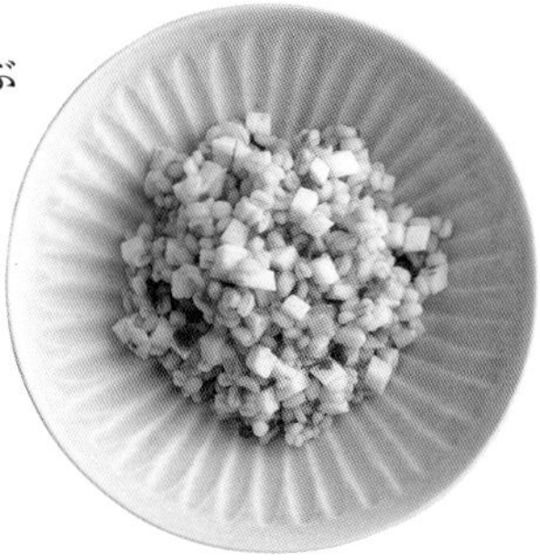

1 長いも100gはコンロであぶってひげ根を除き、5㎜角に切る。梅干し2個は種を除き、たたく。
2 ボウルに1、ゆでもち麦100g、塩・こしょう各少々を入れて混ぜる。

もち麦のナムル風

食物繊維たっぷり。
ツナ缶を加えてボリュームアップ。

〈材料 2人分と作り方〉

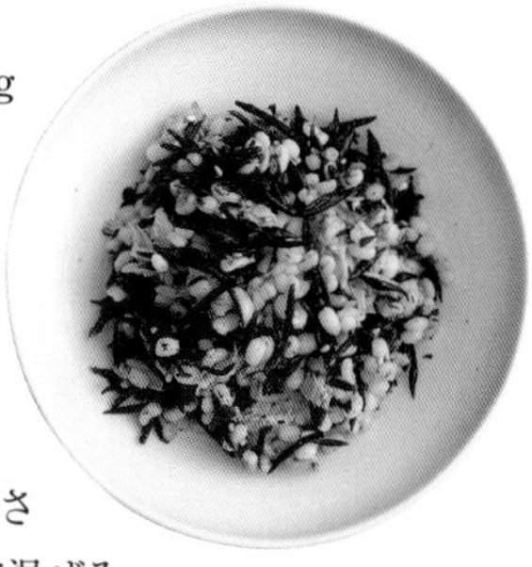

1 ボウルに芽ひじき（乾燥）10gを入れて熱湯を注ぎ、ラップをして10分ほどおく。ざるに上げて冷ます。
2 ボウルにゆでもち麦100g、1、缶汁をきったツナ缶（ノンオイル）1缶（70g）、塩小さじ¼、こしょう少々を入れて混ぜる。白いりごま小さじ1、ごま油大さじ1を加えてざっくり混ぜる。

フライパンでパパッと2品献立

two meals for your healthy life

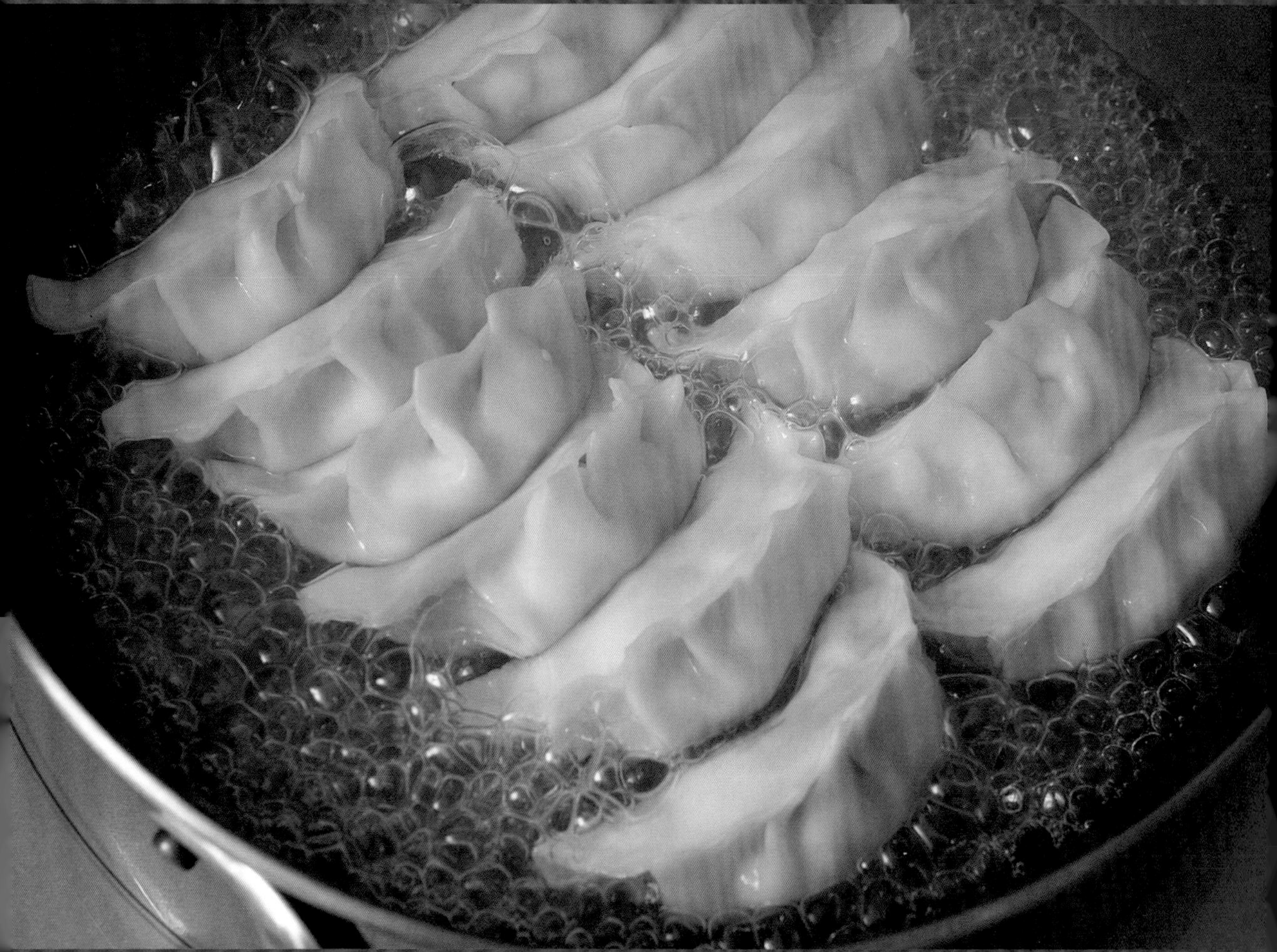

そもそも2品だけの料理で献立が完成するのは手間いらずですが、ここでは2品ともフライパンだけで、よりラクに、より手軽に作ってしまいます。炒める、焼くだけでなく、煮たり、蒸したり、ゆでたりすることもできるフライパンは、キッチン器具の万能選手。手軽で使いやすいフライパンの「能力」を存分に発揮させ、免疫力を上げるおかずを作りましょう。鉄製のフライパンでも作れますが、ここではフッ素樹脂加工で少し深さのあるものを使用しています。

フライパンで免疫力をアップする4つのポイント

短時間で炒めて栄養の流出を最小限に

炒めたり、焼いたりするのはフライパンの得意技。フライパンは底面積が大きく、一度に多くの食材を短時間で高温加熱することができます。加熱が短時間ですむので栄養の流出が少なくできるのです。野菜をパパッと炒めるのは、おいしいだけでなく、栄養面からもメリットがあります。

ふたをすれば蒸しものも簡単

体重が増えすぎたと感じたら、低カロリーでおいしくできる蒸しものを。無理なダイエットではなく、栄養をしっかり摂ることが免疫力維持には大切。ぴったりとサイズの合うふたさえあればフライパンで簡単に蒸しものができます。水分を足し、ふたをして加熱するだけで完成します。

炒め煮も比較的早めに煮とばす

長い時間煮込む料理は鍋が適していますが、肉じゃがや炒り豆腐など、炒めてからさっと短い時間で煮とばすようなものはフライパンがおすすめ。底面積が大きく、素材との接触面が広いフライパンは比較的スピーディに加熱することができ、栄養の損失を少なくできます。

フッ素樹脂加工ならオイル少なめで炒められます

焦げついたり、こびりついたりしにくいフッ素樹脂加工のフライパンを使えば、炒め油を少なめにしてもきれいに仕上げることができます。脂質は必要な栄養素ですが、摂りすぎが心配されるものなので無理なく減らせればそれにこしたことはありません。

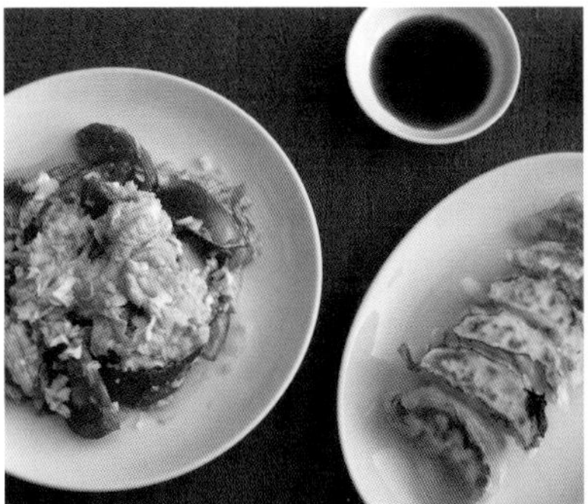
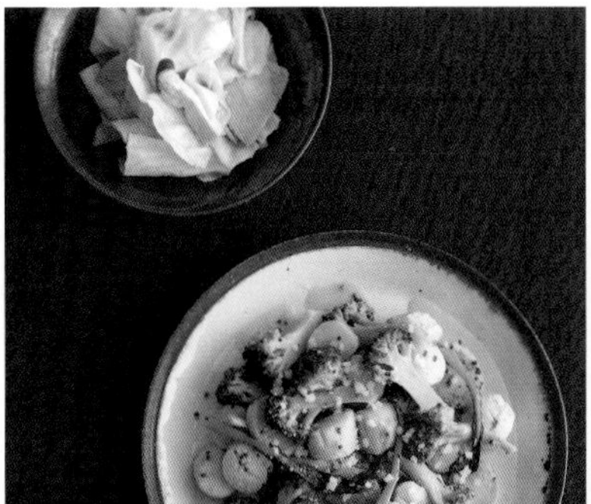
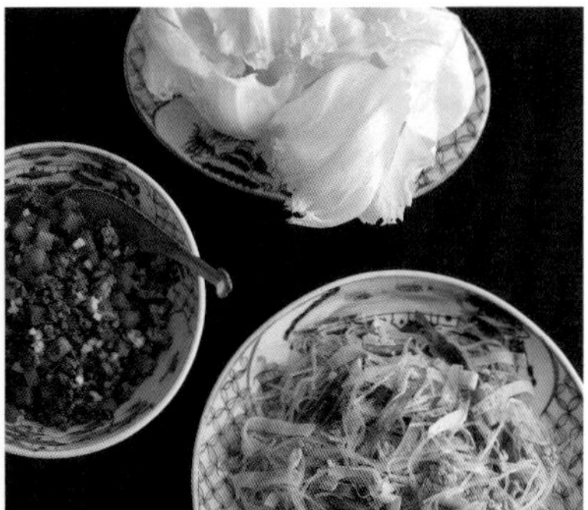
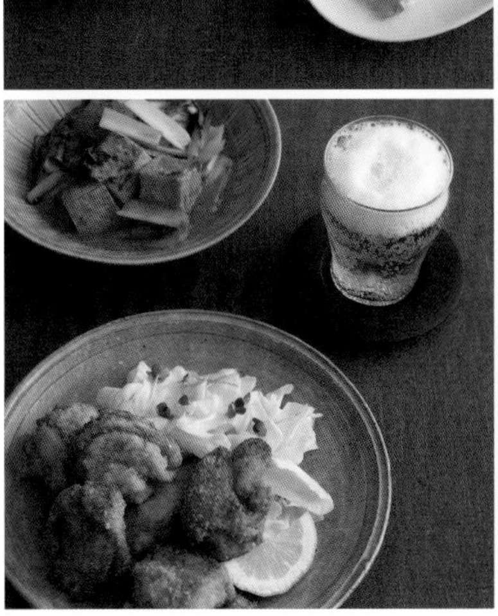
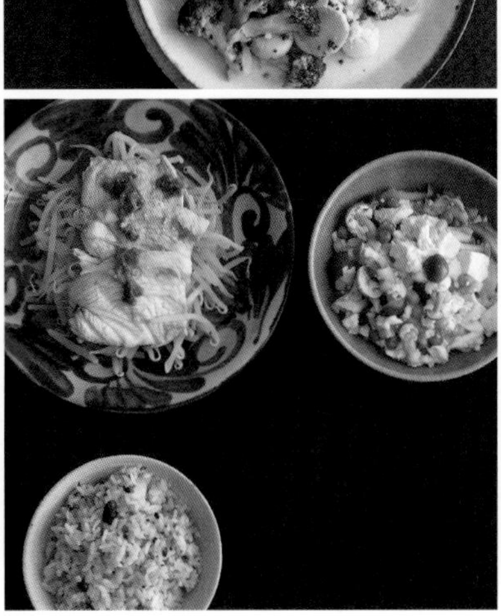
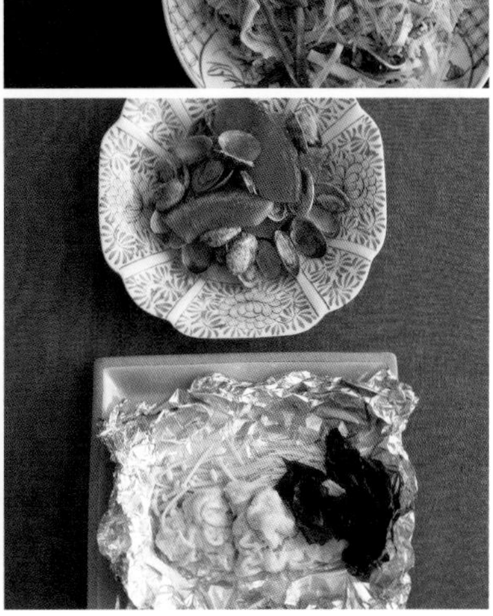

こねないギョウザ
＋
トマトと卵の炒めもの

ギョウザのひき肉は手でこねず、菜箸で混ぜるだけ。
キャベツはひき肉より多く入っているので、
意外に野菜が摂れるレシピ。
反対にひき肉は少なめなので、副菜にも
タンパク質をプラスして補います。

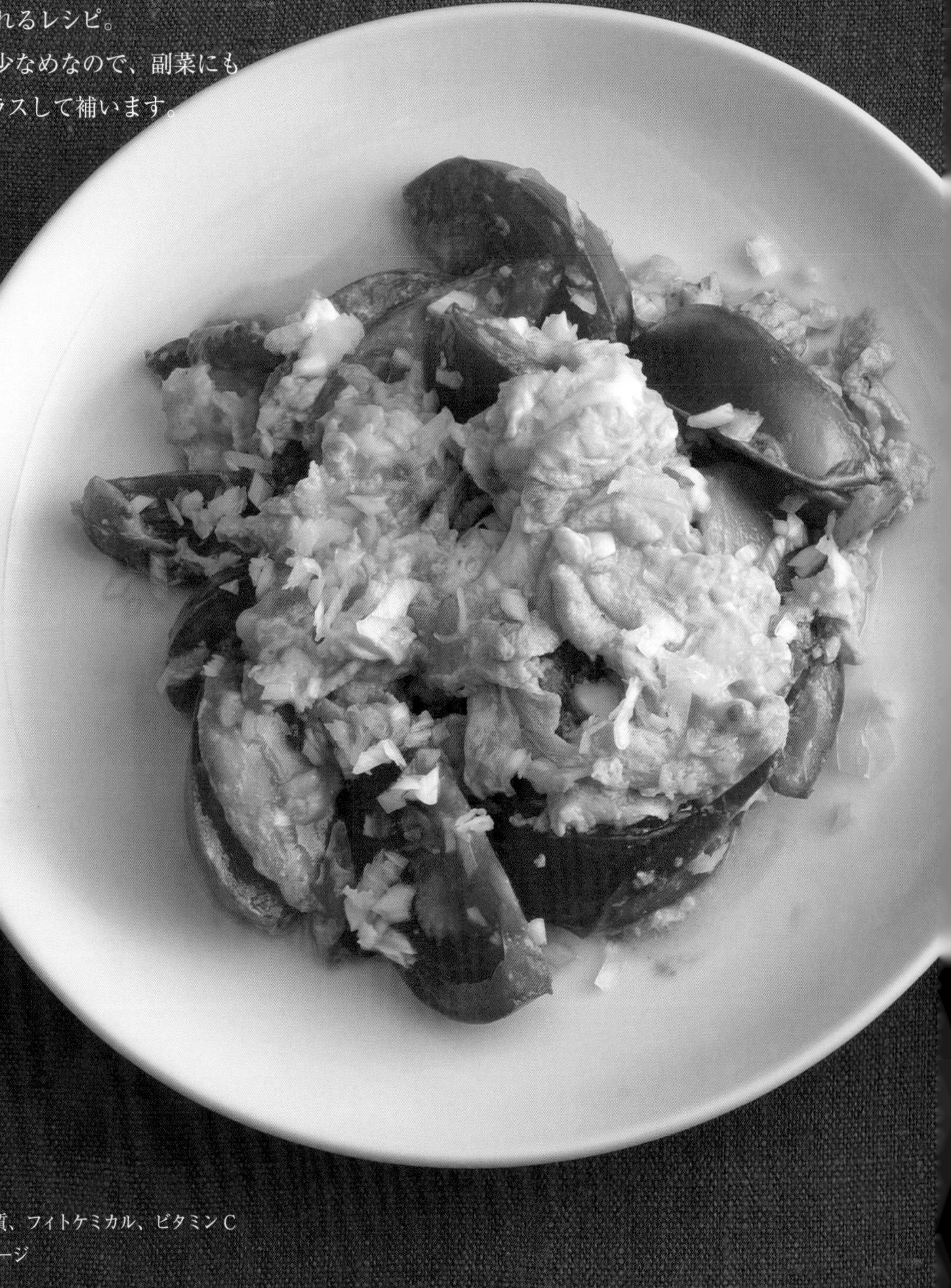

調理時間／35分
1人分／363kcal
栄養素／タンパク質、フィトケミカル、ビタミンC
作り方／70·71ページ

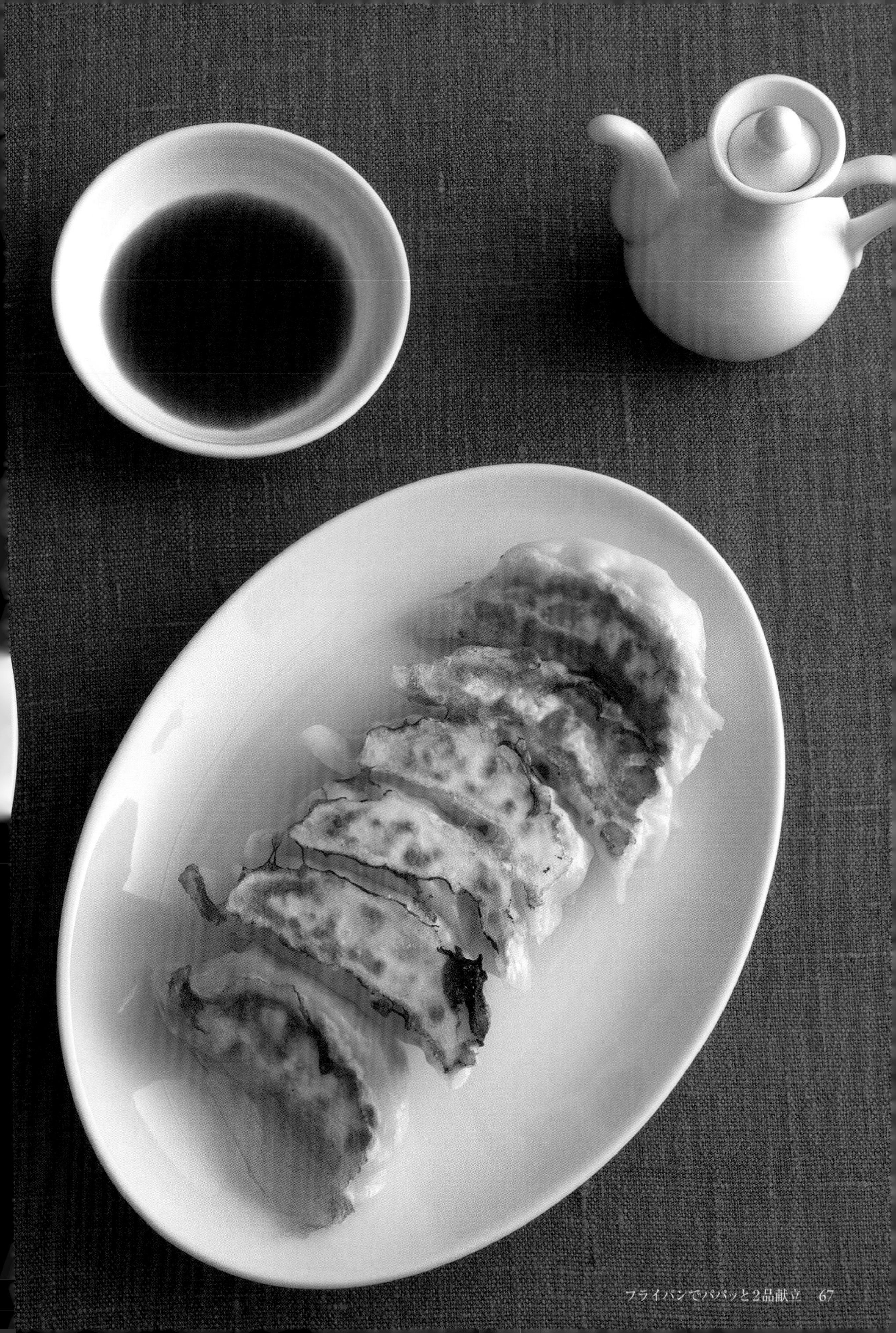

ブロッコリーとほたてのマヨ炒め
+
キャベツとハムの酢蒸し

ブロッコリーとキャベツは、
どちらもフィトケミカルを含みます。
ビタミンのほか、抗酸化作用があることが
知られています。
副菜ではハムを加えてタンパク質を補い、
強いうまみで野菜のおいしさをアップ！

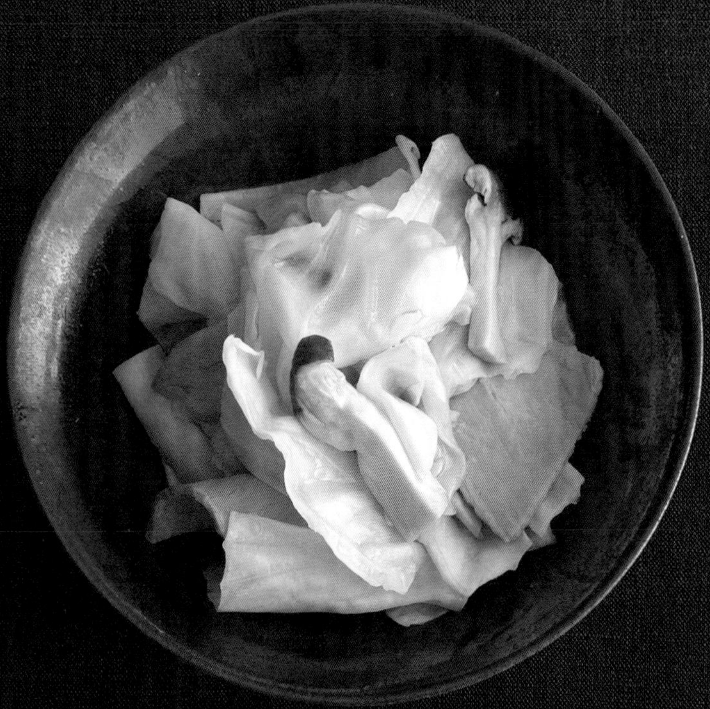

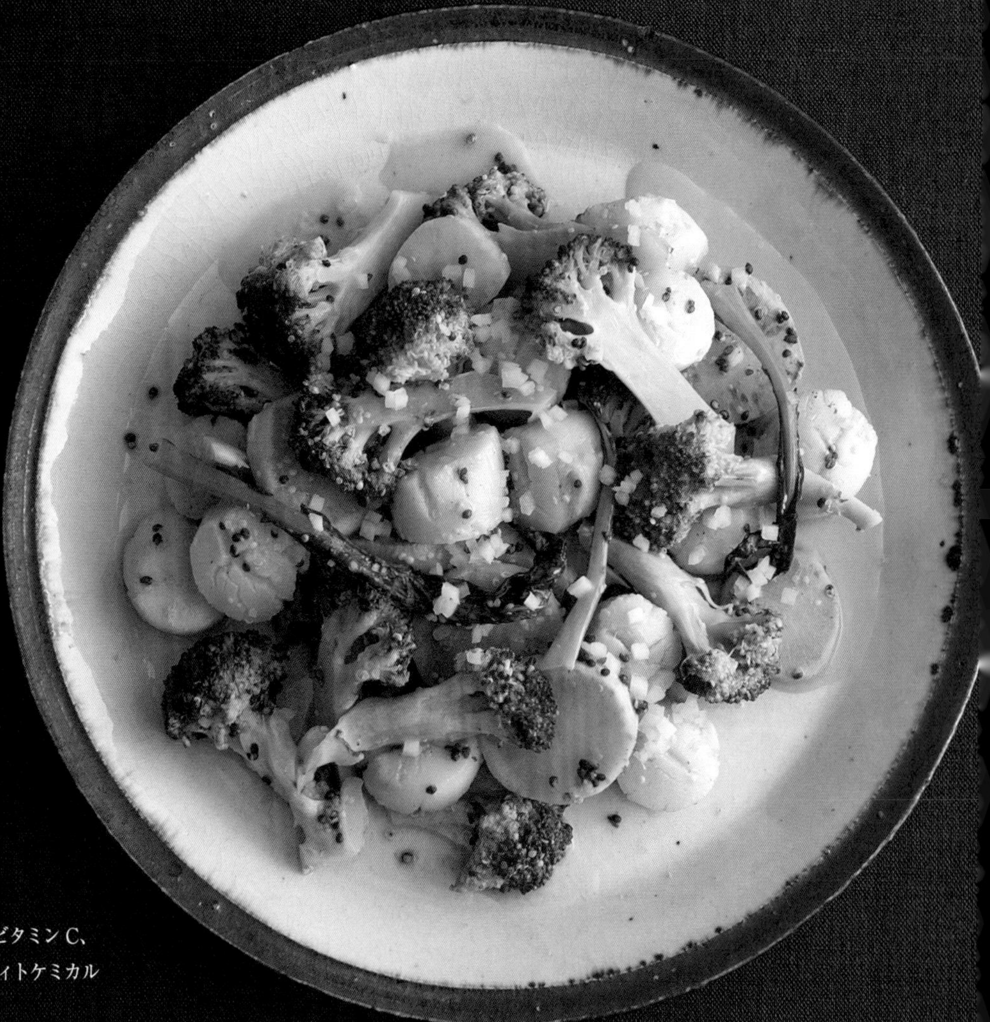

調理時間／20分
1人分／235kcal
栄養素／タンパク質、ビタミンC、
食物繊維、フィトケミカル
作り方／72ページ

レタスのひき肉みそあん
＋
中華春雨サラダ

先に主菜のひき肉みそあんを作り始め、
途中で副菜用のひき肉を取り分けて
効率的に作ります。
レタスのひき肉みそあんには甜麺醤を使い、
どちらも中華料理風に仕立てて
相性のいい2品献立に。

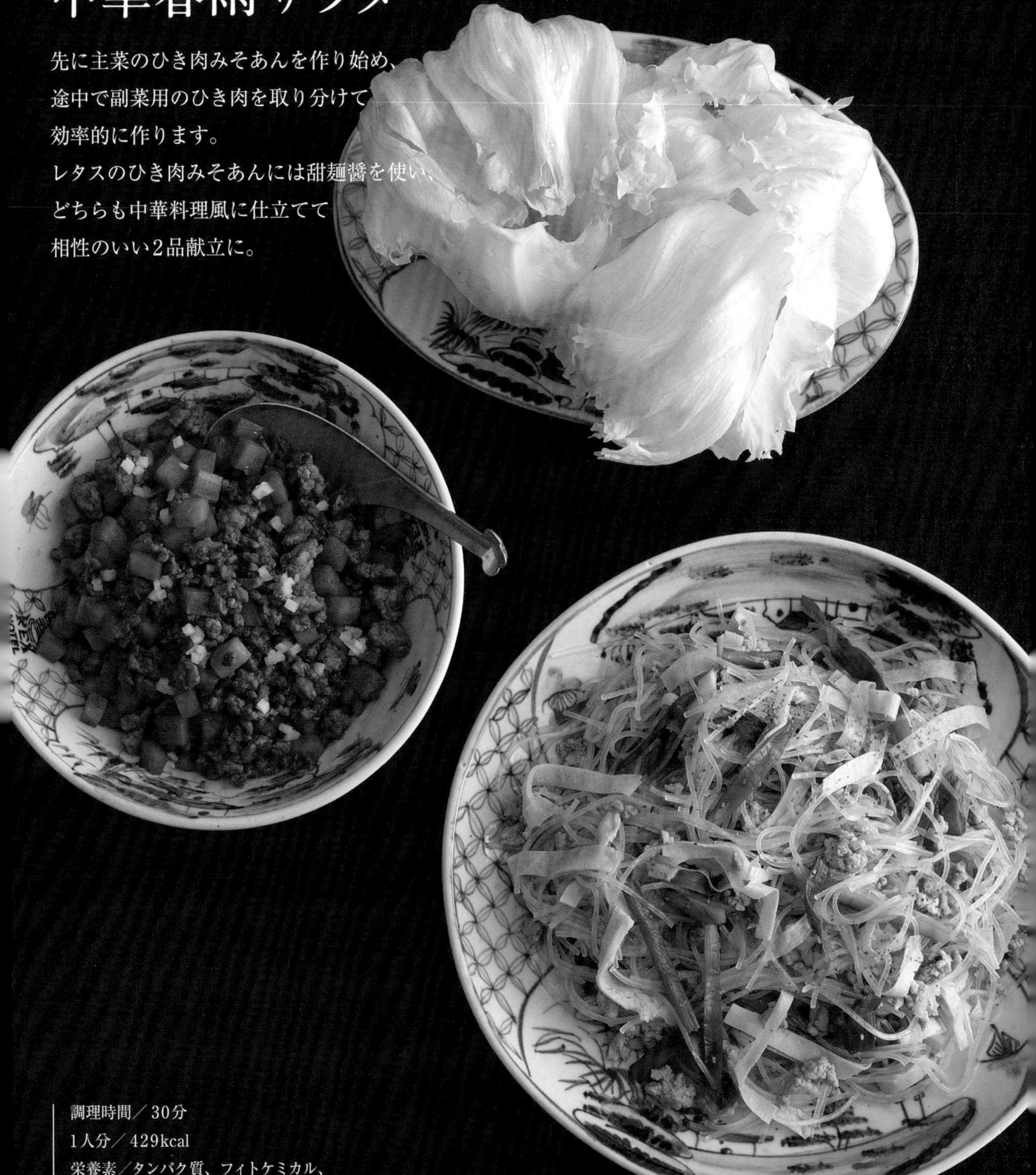

調理時間／30分
1人分／429kcal
栄養素／タンパク質、フィトケミカル、
　　　　ビタミンA、食物繊維
作り方／73ページ

66・67ページ

こねない ギョウザ

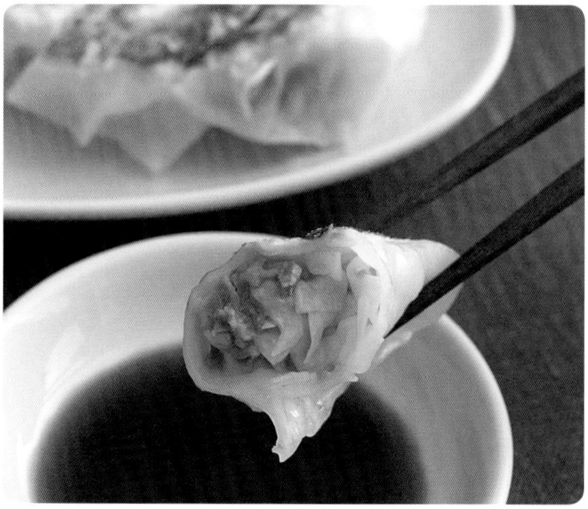

キャベツたっぷりのギョウザ。加熱すると減少はしますが、ビタミンCや胃腸粘膜の新陳代謝を活発にするビタミンUも摂れます。ひき肉より野菜を多くすることで、よりヘルシーに仕上げます。

〈材料2人分〉

キャベツ　100g
豚ひき肉　80g
長ねぎ　4cm(10g)
にんにく　1片
ギョウザの皮　12枚
塩　小さじ⅓弱
こしょう　少々
ごま油　小さじ1
酢じょうゆ　適量

1 キャベツ、長ねぎは粗みじんに切る。にんにくはすりおろす。ひき肉に塩、こしょうをふって菜箸で混ぜ、長ねぎ、にんにくを加えて混ぜる。キャベツを入れてざっくりと混ぜて(a)、餃子の皮で包む(b)。

2 1をフライパンに並べ入れ、中火にかける。熱湯½カップを注ぎ入れ、ふたをして蒸し焼きにする(c)。

3 水けがなくなったらふたを外し、ごま油を回しかける(d)。ギョウザの底に焼き色がついたら器に盛る。好みで酢じょうゆを添える。

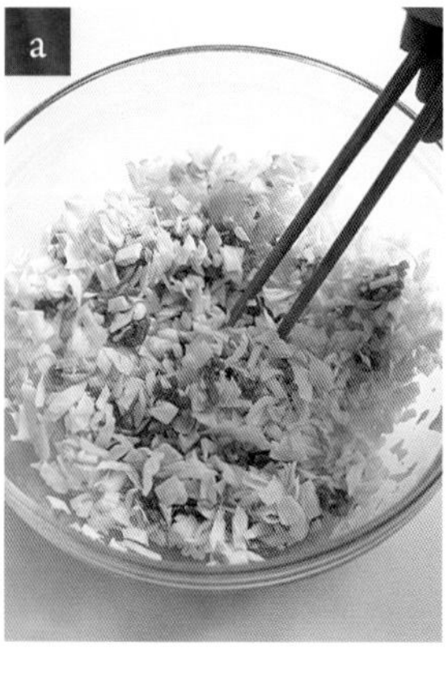
a

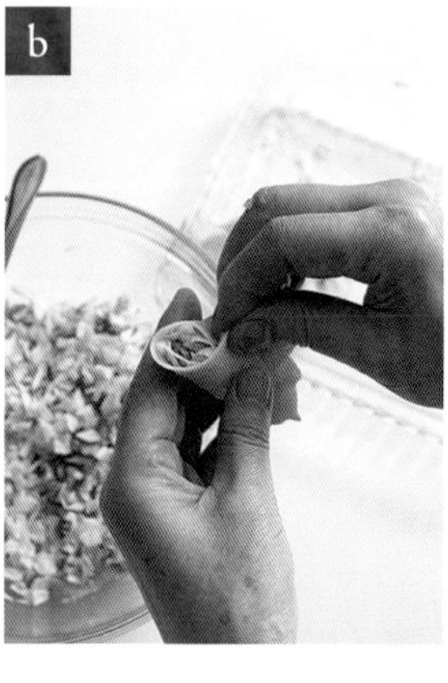
b

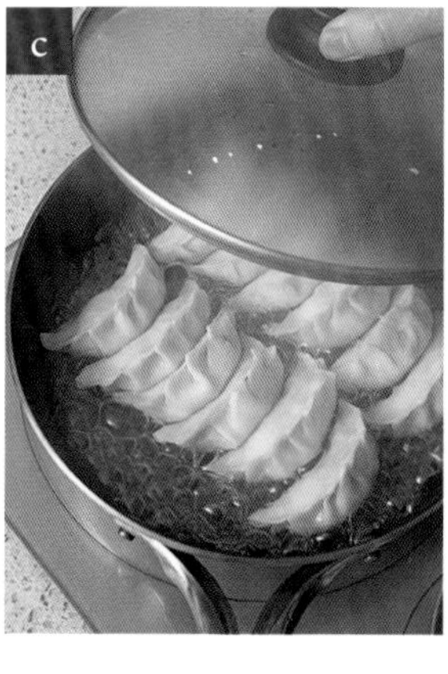
c

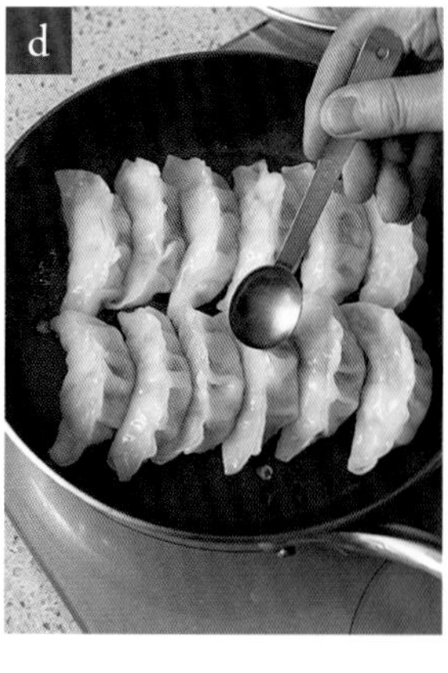
d

66・67ページ

トマトと卵の炒めもの

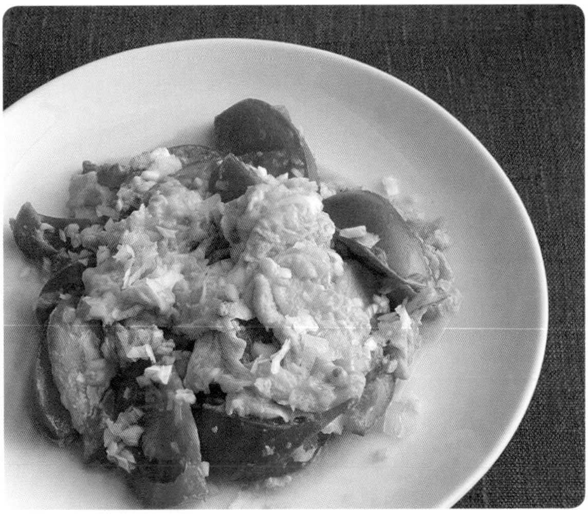

加熱しすぎるとトマトがグタグタになってしまうので、さっと炒める程度に。トマトの赤と卵の黄色が鮮やかなおかずです。トマトはより赤いもののほうがリコピンが豊富。リコピンは抗酸化作用があり、加熱しても壊れません。

〈材料 2人分〉

卵　2個
トマト　大1個(200g)
長ねぎ(みじん切り)　4cm分(10g)
塩　小さじ⅓
こしょう　少々
ごま油　大さじ½

1 トマトはくし形切りにする。卵を割りほぐし、塩、こしょう、長ねぎの¾量を加えて混ぜる。

2 フライパンを中火で熱し、ごま油を入れてトマトを入れ、さっと炒める(a)。トマトが少し柔らかくなってきたら卵液を流し入れ、ゆっくり混ぜながらまとめる(b)。器に盛り、残りの長ねぎを散らす。

memo

・豚ひき肉は、全体が白っぽいものには脂肪が多く含まれています。タンパク質量も減ってしまうので、できるだけ赤身が多いものを選んで。

・キャベツは塩もみなどをせず、そのまま肉ダネにすることで、栄養を逃さず、シャキシャキ感もいっしょに楽しめます。

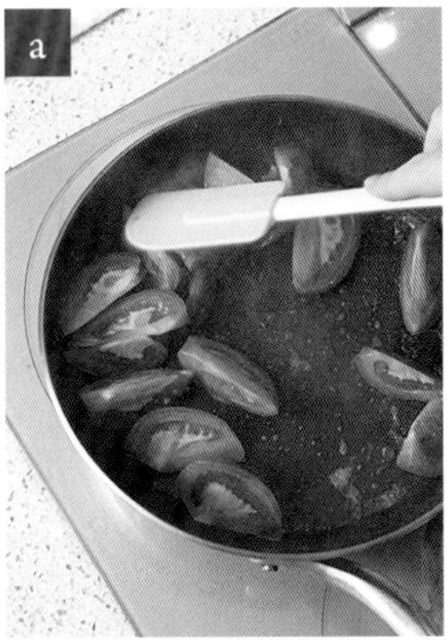

a

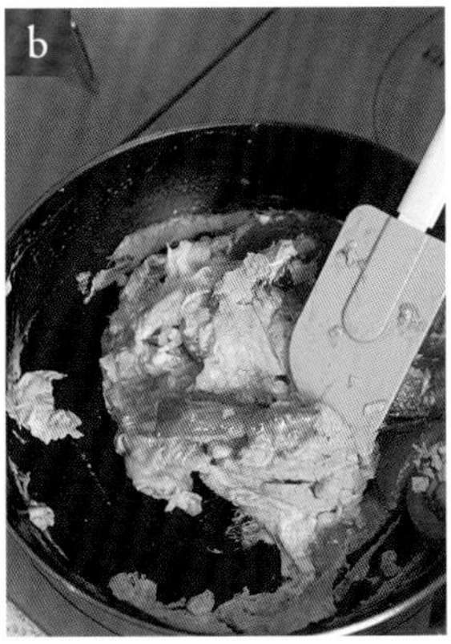

b

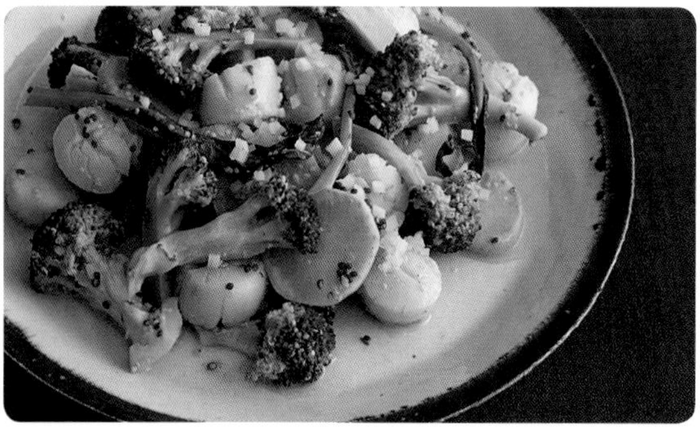

68ページ

ブロッコリーとほたてのマヨ炒め

ブロッコリーにはビタミンCやβカロテン、ビタミンEも含まれます。特にβカロテンは脂溶性なので、今回のようにマヨネーズで炒めると吸収率が上がります。マヨネーズは炒め油がわりに使い、素材にしっかり味を移します。

〈材料 2人分〉

ブロッコリー　⅔個（200g）
ほたて貝柱　150g
しょうが　1かけ（10g）
マヨネーズ　大さじ1
塩　小さじ⅓
こしょう　少々
粒マスタード　大さじ1

1 ブロッコリーは小房に分け、茎は輪切りにする。しょうがはみじん切りにする。
2 フライパンを中火で熱し、マヨネーズを入れて溶かし、ブロッコリーを加えてこんがりするまで炒める。
3 ほたて、しょうがを加え、さっと炒めたら塩、こしょうで味を調える。最後に粒マスタードを加え、さっと炒め合わせる。

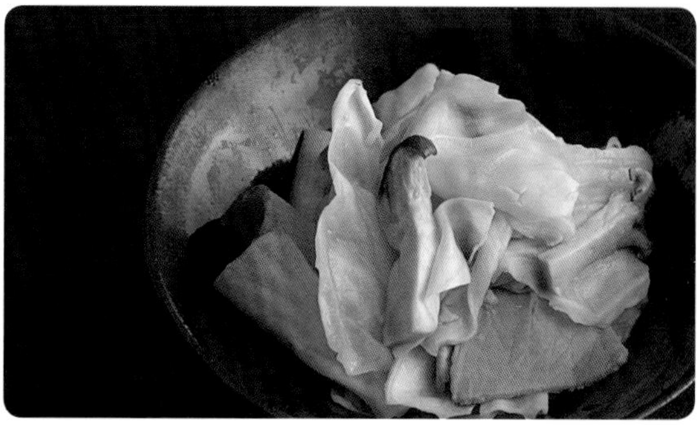

68ページ

キャベツとハムの酢蒸し

副菜でさらに野菜を追加し、ビタミンや食物繊維を補います。キャベツは生でも食べられるのであまり長く蒸し煮にせず、エリンギに火が通って全体が少ししんなりしたら火を止めます。ビタミンや酵素の減少を抑え、さっぱりといただきます。

〈材料 2人分〉

キャベツ　⅙個（200g）
エリンギ　1本（50g）
ハム　4枚（40g）
しょうゆ　小さじ2
酢　大さじ1

1 キャベツはざく切りにする。エリンギ、ハムは一口大に切る。
2 鍋にキャベツ、ハム、エリンギを入れ、しょうゆ、酢を回しかける。ふたをして中火にかけ、蒸し煮にする。キャベツがしんなりしてきたらざっと混ぜる。

memo

・マヨ炒めは、炒め油のかわりにマヨネーズを使うので、卵黄の味わいでコクが出ます。加熱するので酸味はおだやかになります。
・粒マスタードには殺菌力だけでなく抗酸化作用も期待できます。揮発性で熱に弱いので、炒めものには最後に加えて。

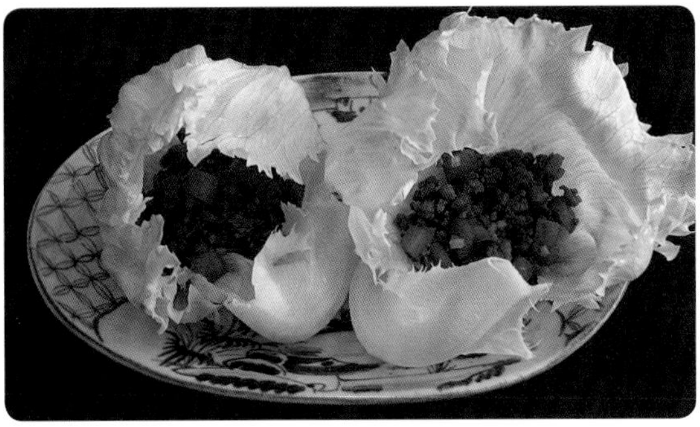

69ページ

レタスのひき肉みそあん

ひき肉はパラパラになるまでよく炒め、余分な脂を出しきってしまうと臭みが抜けます。炒め終わったら副菜用に取り分けることを忘れないで。体を温めるしょうがや発酵調味料で味つけして、肉みそにします。生野菜のレタスにたっぷりのせて。

〈材料 2人分〉

レタス　½個(150g)
豚ひき肉　200g
しょうが　1かけ(10g)
にんじん　½本(75g)
酒・甜麺醤　各大さじ1
しょうゆ　大さじ½
はちみつ　小さじ1
こしょう　少々

1 しょうがはみじん切りにする。にんじんは5㎜角に切る。
2 フライパンを中火で熱し、ひき肉を入れ、焼きつけるように炒めてパラパラにする。¼量は「中華春雨サラダ」用に取り分けておく。
3 しょうがを加えて炒め合わせ、にんじんを加えて炒める。酒、甜麺醤、しょうゆ、はちみつ、こしょうを加えて混ぜ、器に盛る。
4 レタスは1枚ずつはがして添え、3をのせて包んで食べる。

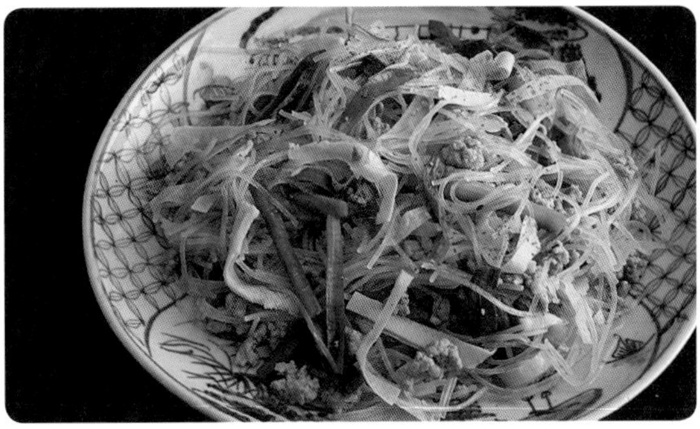

69ページ

中華春雨サラダ

春雨は食後の血糖値の上昇をゆるやかにする効果がある低GI食品。さらに緑豆春雨なら食物繊維も豊富。普通の春雨でも同様に作れますが、緑豆春雨をおすすめします。卵や、ナトリウムを排出しやすくするカリウムを含むにらを加えてカラフルに。

〈材料 2人分〉

緑豆春雨(乾燥)　50g
炒めた豚ひき肉*　50g
にら　½束(50g)
卵　1個(50g)
塩・こしょう　各少々
酢　大さじ2
砂糖　小さじ1
しょうゆ　大さじ1
七味唐辛子　適量

＊「レタスのひき肉みそあん」の作り方2で取り分けておいたもの

1 春雨は商品の記載通りに熱湯でゆで、ざるに上げて湯をきり、ざく切りにする。にらはさっと湯通しし、ざく切りにする。卵はボウルに溶きほぐし、塩、こしょうを混ぜ、フライパンで薄焼き卵を作り、細切りにする。
2 ボウルに酢、砂糖、しょうゆを混ぜ、1の春雨、にらを加えて混ぜる。
3 炒めたひき肉、薄焼き卵を加えてざっくりと混ぜ、器に盛り、七味唐辛子をふる。

memo

・しょうがは加熱すると、成分が変化して体を温める効果を持ちます。
・七味唐辛子には、唐辛子のカプサイシンに脂肪燃焼作用があります。
・春雨サラダの薄焼き卵が面倒なら、作りやすい炒り卵にしてもOK。

鶏肉のから揚げ
＋
厚揚げと小松菜のピリ辛煮

みんなが大好き、鶏のから揚げで
しっかりとタンパク質を補給。
から揚げによく合うあっさりした
キャベツの塩もみを添え、
副菜では厚揚げと小松菜の煮もので、
加熱した野菜をプラスします。

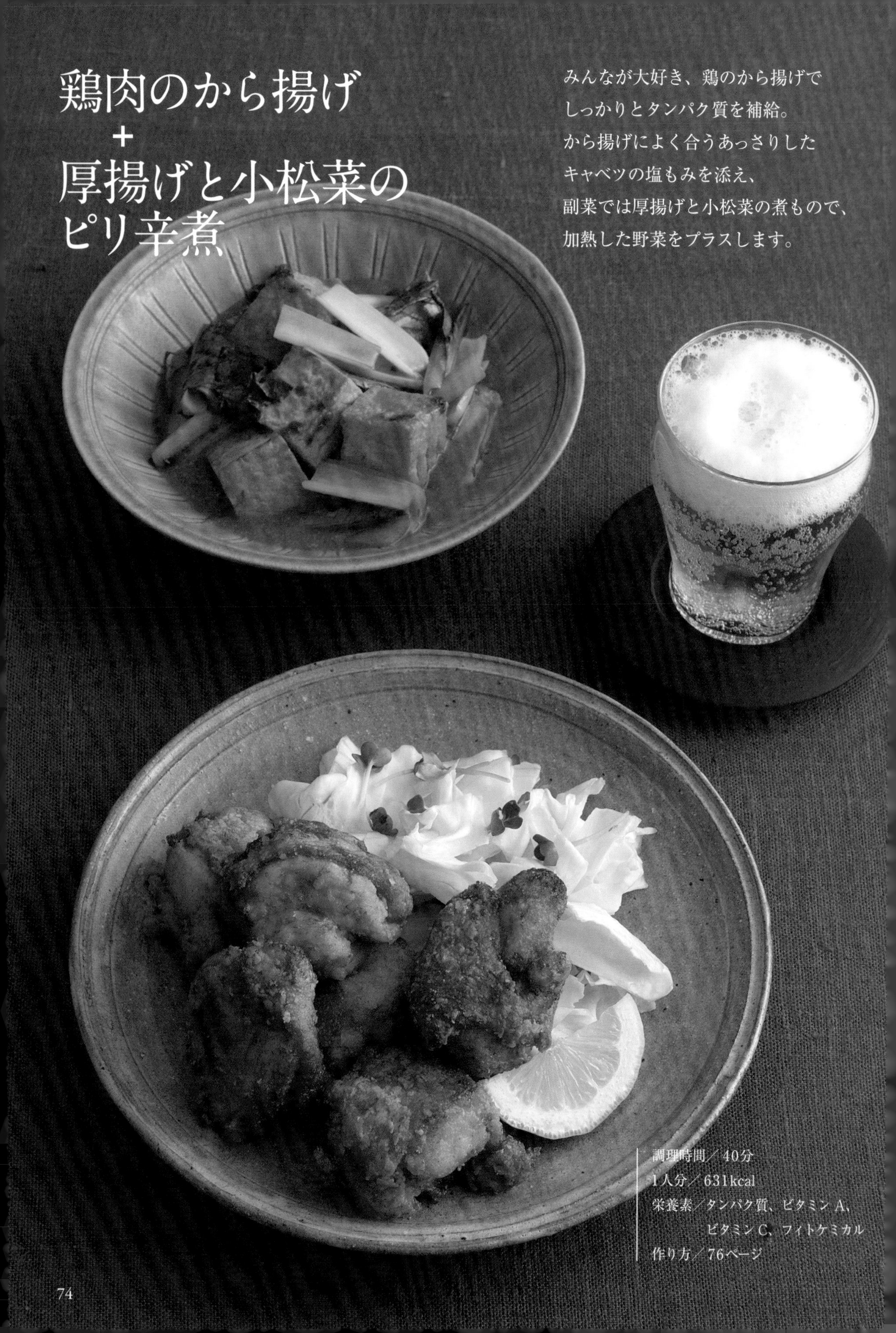

調理時間／ 40分
1人分／ 631kcal
栄養素／タンパク質、ビタミン A、
ビタミン C、フィトケミカル
作り方／ 76ページ

調理時間／30分
1人分／267kcal（※ご飯は含まない）
栄養素／タンパク質、食物繊維
作り方／77ページ

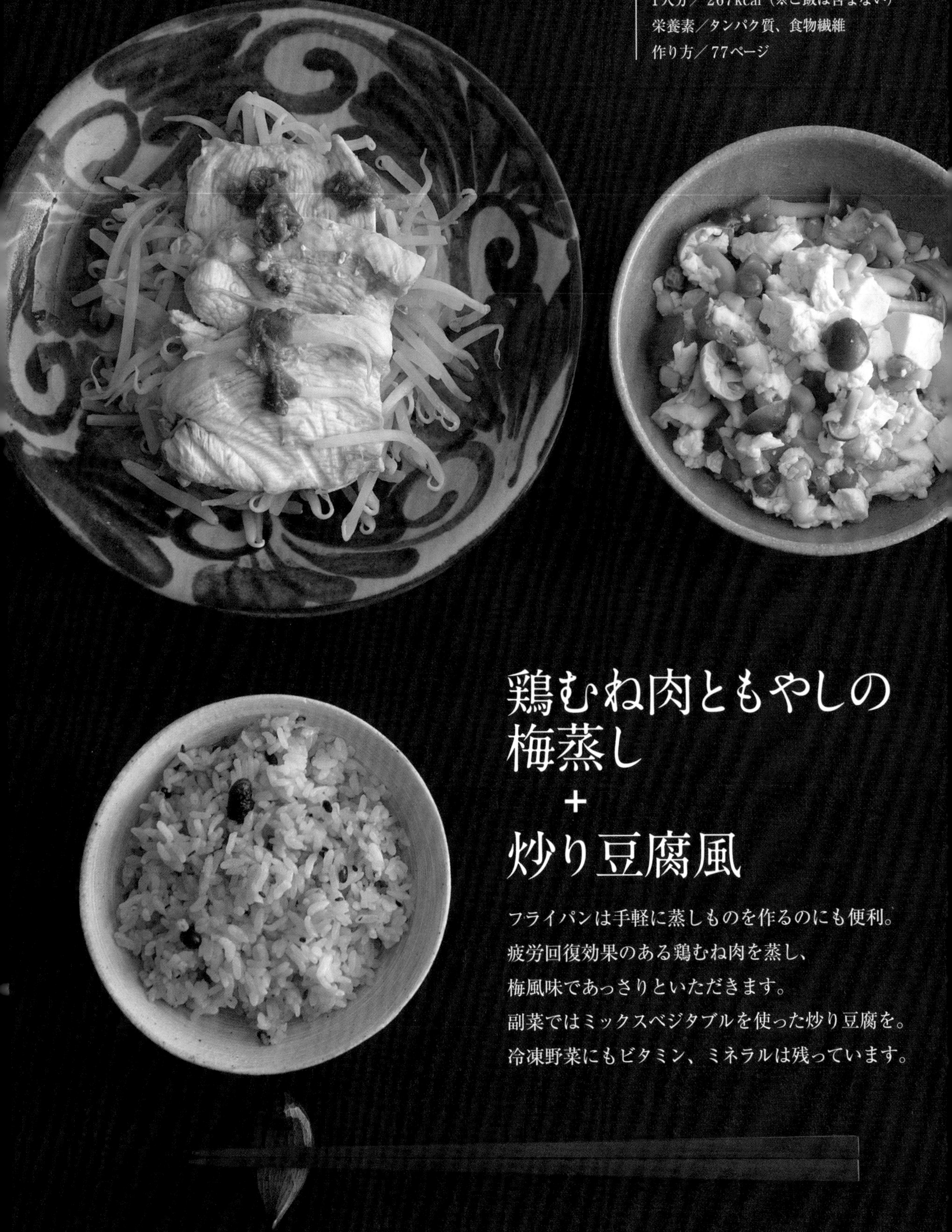

鶏むね肉ともやしの梅蒸し
＋
炒り豆腐風

フライパンは手軽に蒸しものを作るのにも便利。
疲労回復効果のある鶏むね肉を蒸し、
梅風味であっさりといただきます。
副菜ではミックスベジタブルを使った炒り豆腐を。
冷凍野菜にもビタミン、ミネラルは残っています。

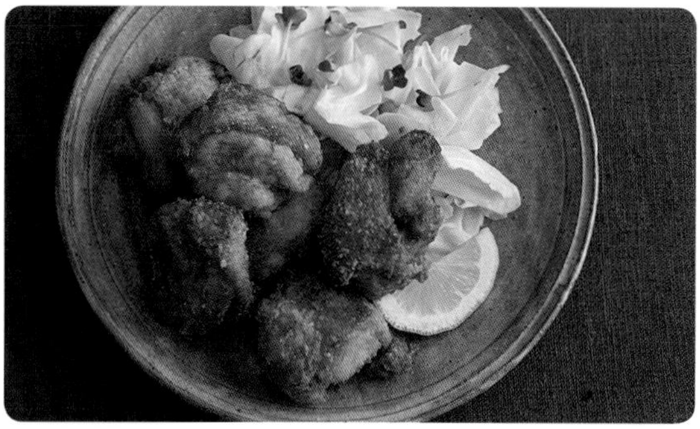

74ページ

鶏肉のから揚げ

から揚げは二度から三度揚げに。油から取り出して網に上げている間に余熱でゆっくり火が通り、外はカリッ、中はジューシーに仕上がります。揚げものには酵素たっぷりのキャベツがぴったり。かるく塩もみして添えます。

〈材料 2人分〉
鶏もも肉　1枚（300g）
しょうが（すりおろす）　1かけ分（10g）
塩　小さじ½
こしょう　少々
酒　大さじ1
ごま油　小さじ½
小麦粉　大さじ1
片栗粉　大さじ3
サラダ油　適量
〈付け合わせ〉
キャベツ　100g
塩　少々
貝割れ菜（根を切る）　¼パック（15g）
レモン（半月切り）　2枚

1 鶏肉は大ぶりの一口大に切る。鶏肉に塩、こしょう、しょうが、酒、ごま油をよくもみ込み、10分ほどおく。小麦粉を全体に薄くまぶし、さらに片栗粉を全体にざっくりとまぶす。
2 フライパンにサラダ油を1㎝高さまで入れ、弱火にかけて鶏肉を入れ、低温で2～3分揚げる。網にとって1分ほどおき、フライパンに戻し入れてさらに2分ほど揚げる。これをもう一度繰り返し、最後は高温にして色よく揚げて網に上げて油をきり、器に盛る。
3 キャベツはざく切りにし、塩を全体にまぶして10分おく。かるくもんで貝割れ菜を散らし、レモンとともにから揚げに添える。

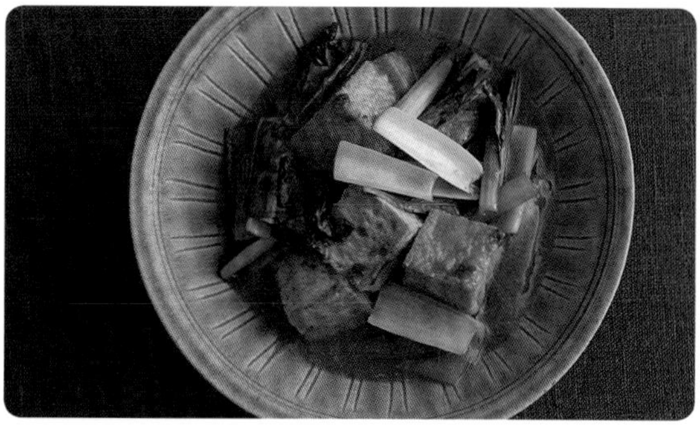

74ページ

厚揚げと小松菜のピリ辛煮

小松菜はβカロテン、ビタミンCのほかにカルシウムを骨に取り込むのを助けるビタミンK、鉄分、カルシウムなど多様な栄養を含みます。煮ものにして、溶け出したビタミンもいっしょにいただきます。

〈材料 2人分〉
厚揚げ　1枚（150g）
小松菜　200g
豆板醤　小さじ½
みそ　大さじ2弱
水溶き片栗粉*　大さじ2
サラダ油　小さじ1
*片栗粉1：水2の割合で溶いたもの

1 厚揚げは一口大に切る。小松菜はざく切りにする。フライパンを中火で熱し、サラダ油を入れて厚揚げをこんがりと焼いて取り出す。
2 火を止めて豆板醤を入れ、かるく炒めて香りを立てる。再び中火にかけて水1カップを加え、ひと煮立ちしたら厚揚げを戻し入れる。2～3分煮たら小松菜を加えてみそを溶き入れる。水溶き片栗粉でとろみをつける。

memo
・小松菜は根元に泥などの汚れが入り込みがちですが1枚ずつはがすとぐっと洗いやすくなります。根元ごと切って捨ててしまってはもったいない。
・煮ものなどに水溶き片栗粉でとろみをつけると温かさが長く続き、体を温めます。

※表紙では、黒米ご飯を添えました。

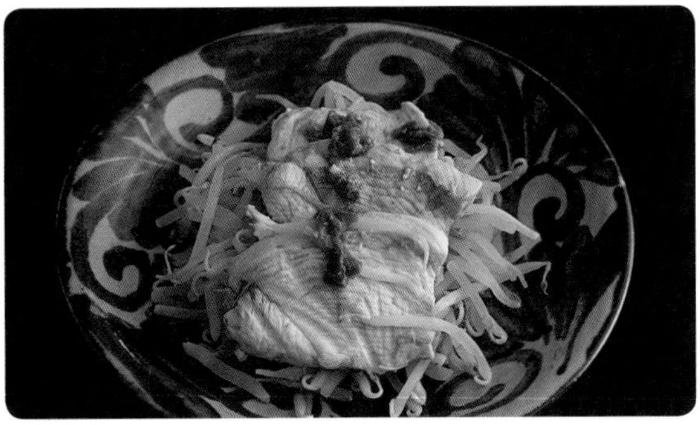

75ページ

鶏むね肉ともやしの梅蒸し

血液の粘度を高くする肉の脂肪はできれば避けたいので、脂肪の少ない鶏むね肉は優秀食材。ただし、加熱するとパサつきがちなのが難点。梅干しをもみ込むことでしっとりと柔らかい食感になります。たっぷりのもやしとともにいただきます。

〈材料 2人分〉
鶏むね肉　1枚（皮がついた状態で250g）
梅干し（塩分8～10％のもの）　2個
酒　大さじ1
もやし　1袋（200g）
塩　小さじ⅓

1 鶏肉は皮を除き、一口大のそぎ切りにする。梅干しは種を除き、果肉をかるく包丁でたたく。鶏肉に梅干し、酒をもみ込む。
2 もやしをフライパンに入れて広げ、塩をふる。もやしの上に鶏肉をのせる。
3 ふたをして中火にかけ、ふたに水滴がついてきたら中火弱にし、鶏肉に火が通るまで7～8分蒸し煮にする。汁けをきって器に盛る。蒸し汁は「炒り豆腐風」用にとっておく。

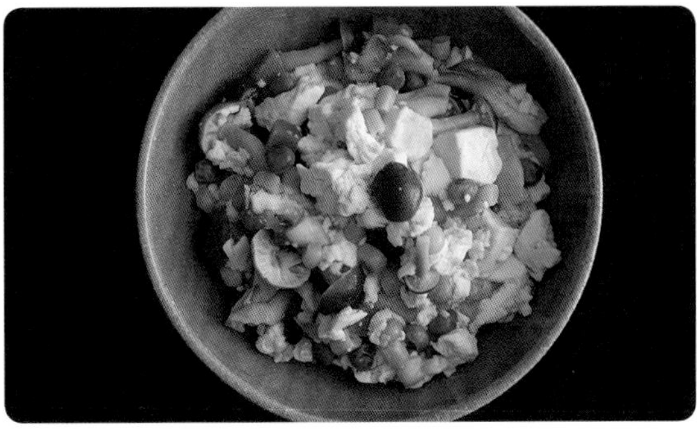

75ページ

炒り豆腐風

鶏肉ともやしの蒸し汁にはうまみが残っているので捨てるには惜しい！　副菜作りに活用します。冷凍ミックスベジタブルは生野菜に比べると栄養価は落ちますが含まれる栄養は残っています。忙しいときなどに便利に使いましょう。

〈材料 2人分〉
木綿豆腐　200g
ミックスベジタブル（冷凍）　100g
しめじ　½パック（50g）
塩　小さじ½弱
鶏むね肉の蒸し汁*（あれば）　少々
水溶き片栗粉**　大さじ½
*「鶏むね肉ともやしの梅蒸し」の蒸し汁
**片栗粉1：水2の割合で溶いたもの

1 しめじはほぐし、1cm幅に切る。フライパンに豆腐をつぶしながら入れ、しめじ、ミックスベジタブル、蒸し汁を加えて中火にかける。
2 しめじに火が通ってきたら、塩を加えて混ぜ、水溶き片栗粉を回し入れてかるく混ぜ、とろみをつける。

memo
・鶏むね肉にはイミダゾールペプチドという成分が含まれ、疲労や老化の原因になる活性酸素を除く、抗酸化作用があります。
・しめじはグルタミン酸のうまみが強く、ここではだしがわりに使います。脂質の代謝を助けるビタミン B_2 や食物繊維も豊富です。

※十六穀ご飯を添えました。

豚しゃぶ肉のホイル蒸し ＋ あさりとかぼちゃのカレー煮

調理時間／30分
1人分／347kcal
栄養素／タンパク質、ビタミンA、ビタミンB群、食物繊維
作り方／79ページ

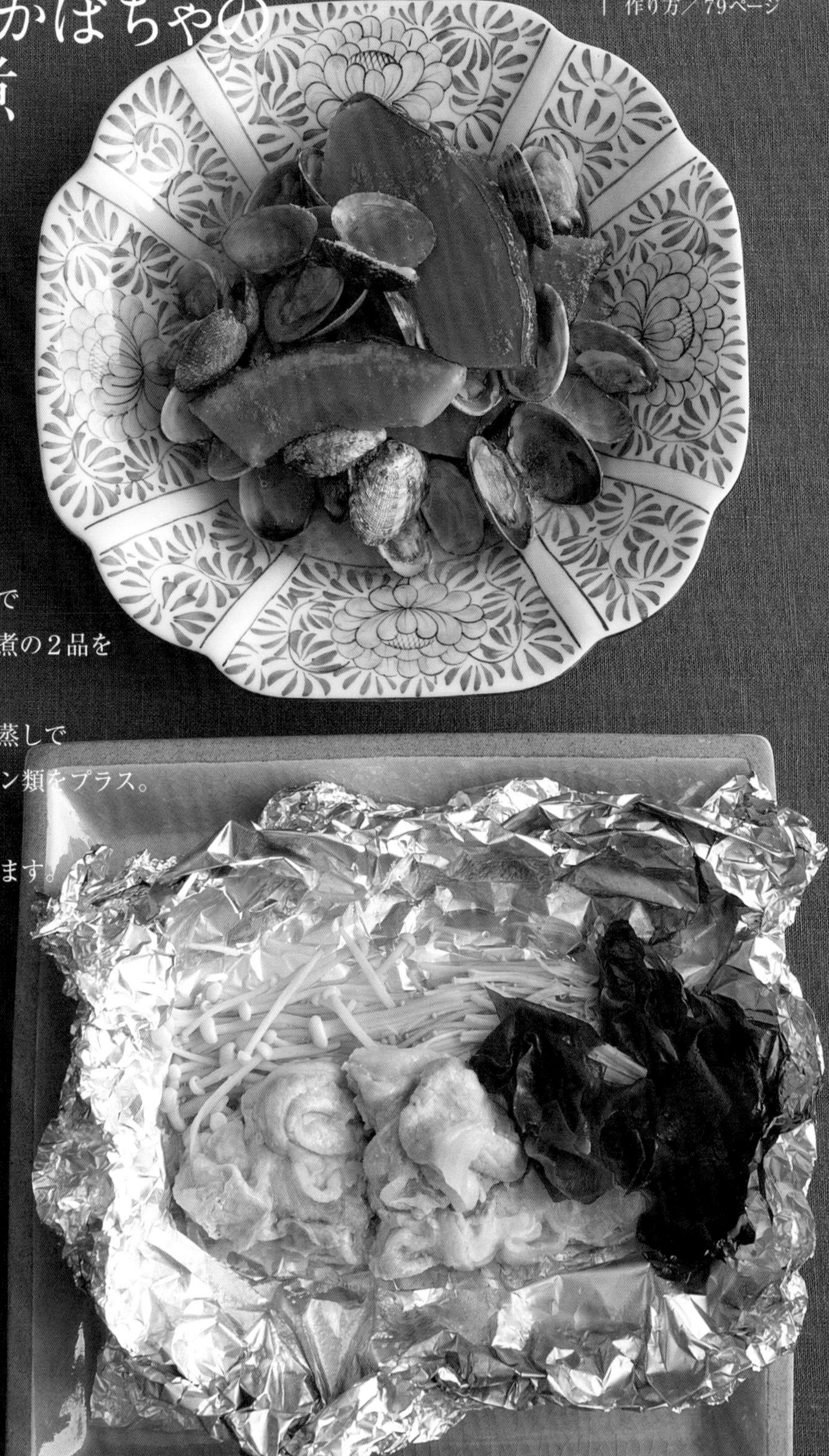

ひとつのフライパンで
ホイル蒸しとカレー煮の2品を
同時に作ります。
カレー煮ではホイル蒸しで
不足していたビタミン類をプラス。
さらにあさりで
タンパク質も補給します。

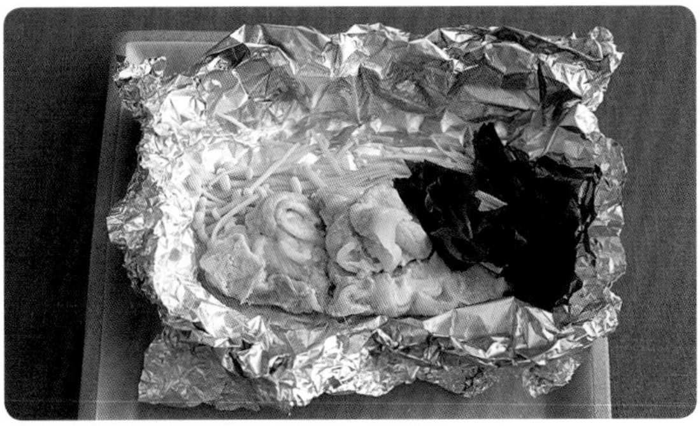

78ページ

豚しゃぶ肉のホイル蒸し

ホイル蒸しにするので豚肉は薄いしゃぶしゃぶ用、わかめ、えのきなど、火が通りやすい素材を使います。わかめからは水溶性食物繊維、えのきからは不溶性食物繊維が摂れます。わかめにはカルシウムやマグネシウムなどのミネラルも豊富です。

〈材料 2人分〉

豚薄切り肉（しゃぶしゃぶ用）　150g
カットわかめ（乾燥）　大さじ1(3g)
えのきだけ　小1パック（80g）
塩　小さじ⅓
こしょう　少々
酒　大さじ2

1 豚肉に塩、こしょうをもみ込む。えのきだけは根元を切る。わかめは水で戻して水けをしぼる。アルミホイルを2枚広げ、それぞれ中央に豚肉、えのき、わかめを2等分してのせ、酒をふって口を閉じる。
2 フライパンに1カップほどの水を入れ、1のアルミホイルを並べ入れる（ここで「あさりとかぼちゃのカレー煮」のかぼちゃも加えていっしょに煮る）。ふたをして中火にかけ、沸騰したら火を弱めて7～8分蒸し、アルミホイルごと取り出す。

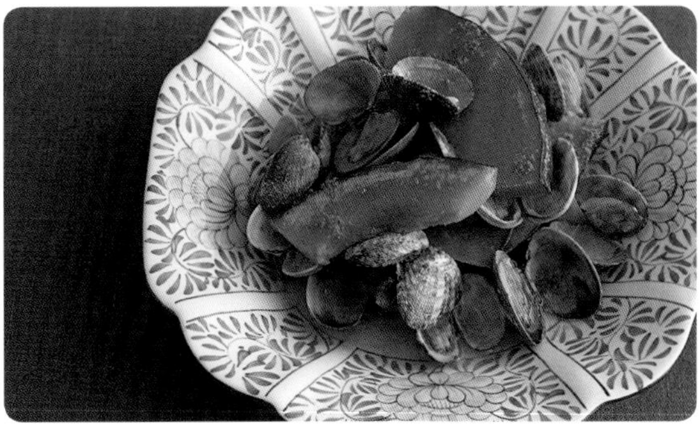

78ページ

あさりとかぼちゃのカレー煮

かぼちゃはβカロテンやビタミンCが豊富。かぼちゃのビタミンCは比較的流出しにくいですが、煮汁ごと食べてロスを補います。あさりの鉄分は、えのきだけのビタミンDやかぼちゃのビタミンCが吸収率を上げてくれます。

〈材料 2人分〉

かぼちゃ　⅛個（200g）
あさり（殻つき・砂抜きずみ）　150g
塩・こしょう　各少々
ごま油　小さじ1
カレー粉　少々

1 かぼちゃは種とワタを除き、5㎜厚さに切る。あさりは殻ごと流水でよく洗う。「豚しゃぶ肉のホイル蒸し」の作り方2で、フライパンのアルミホイルの周りにかぼちゃを入れ、いっしょに火を通す。
2 ホイル蒸しを取り出し、かぼちゃに火が通ったらあさりを加え、再びふたをして中火にかけて蒸す。あさりの口が開いたら、塩、こしょうで味を調えてごま油を回し入れる。器に盛り、カレー粉をふる。

memo

- えのきだけにはうまみ成分のグルタミン酸が豊富。豚肉のイノシン酸と合わせると相乗効果でうまみがぐっと増します。
- 殻つきのあさりがない場合は、むき身でもOK。
- カレー粉には体を温め、脂肪を燃やす効果があるといわれています。

主食+副菜の2品献立

two meals for your healthy life

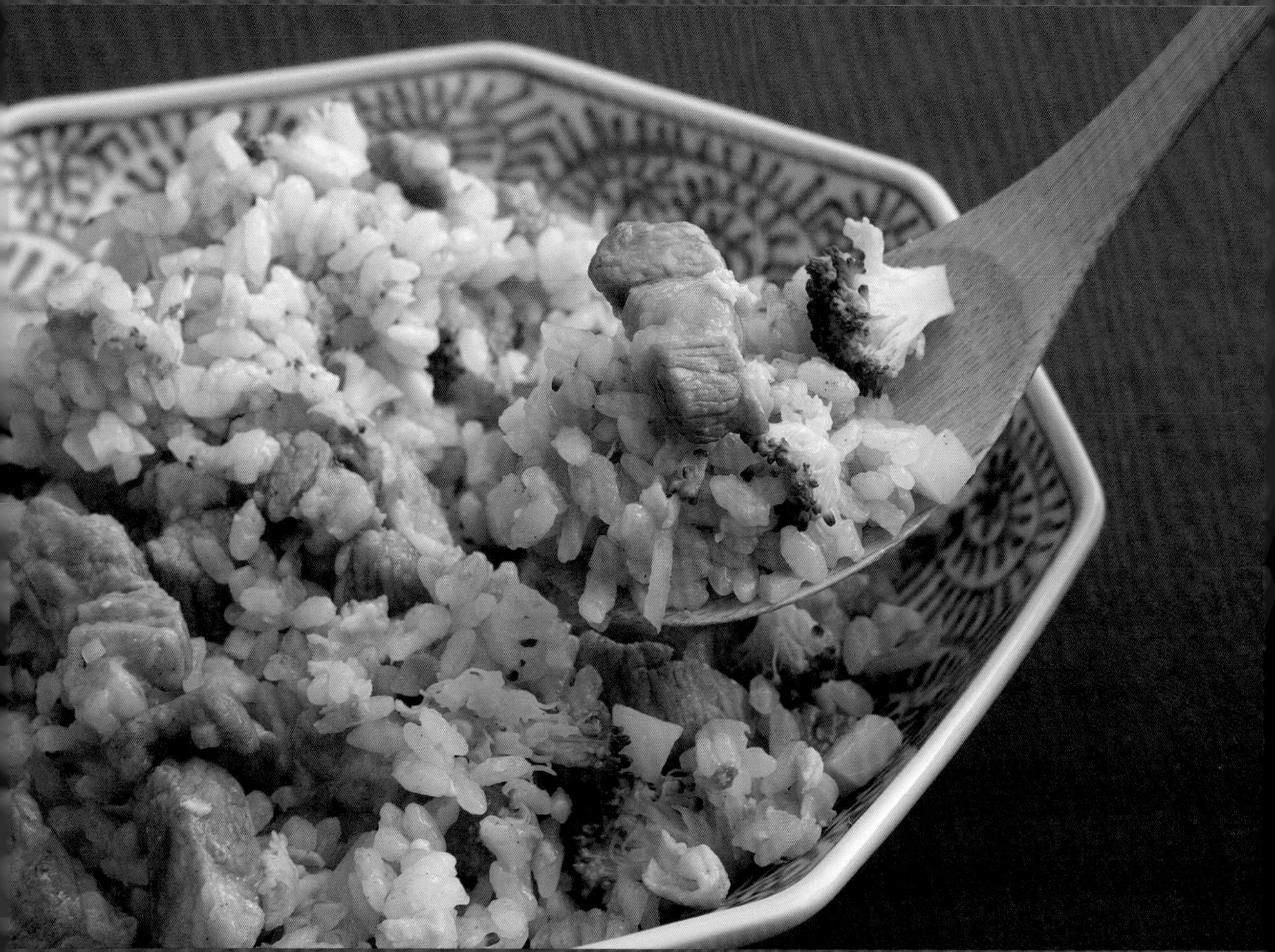

カレーライスやチャーハンなどのご飯もの、パスタやそばなどの麺類は幅広く人気のある料理。ランチのイメージがありますが、今は夜に食べる方も多いようです。こういった主食を中心にした献立はどうしても炭水化物が多くなってバランスがくずれがちですが、ここでは野菜もタンパク質も上手にプラスして、しっかり栄養バランスの摂れた2品献立にしました。野菜とタンパク質は、副菜だけで補おうとせずに、主食のほうにもたっぷり加えるようにすれば、野菜不足やタンパク質不足になりません。

主食で免疫力をアップする4つのポイント

ご飯やパンなどの糖質は重要なエネルギー源

炭水化物は三大栄養素のひとつで、全身の主要なエネルギーの源。糖質と食物繊維に大きく分けられ、主食となるご飯やパンは糖質が多くなります。食べすぎると肥満につながりますが、適切な量をバランスをとって食べることが、健康で免疫力のある体をつくります。

糖質は茶色のものを意識して

玄米は精米すると真っ白な白米になりますが、精米の過程で食物繊維やビタミン、マグネシウムがそぎ落とされます。見た目は茶色ですが、玄米や大麦などを混ぜたご飯のほうが、免疫力を上げるには有効。白いうどんより食物繊維やミネラルを含む黒っぽいそばがおすすめです。

冷やご飯のほうが太りにくく腸内環境にもいい

ご飯のでんぷんは冷めると水分が抜け、少し固くなります。こうなるとでんぷんが一部、難消化性でんぷんに変わり、食物繊維のような働きをして腸内環境を整える作用を持ちます。温かいご飯はおいしいですが、おべんとうの冷めたご飯を食べる感覚で試してみても。

しっかりかめるご飯は満腹サインが出やすい

よくかむことで「満腹サイン」が脳から出て満腹感を覚え、食事を満足して終えられます。また、だ液も出て免疫力アップにつながります。ご飯はかむほど甘くなるので、ゆっくりよくかんで食べるのがおすすめです。胃腸の負担も減らせます。

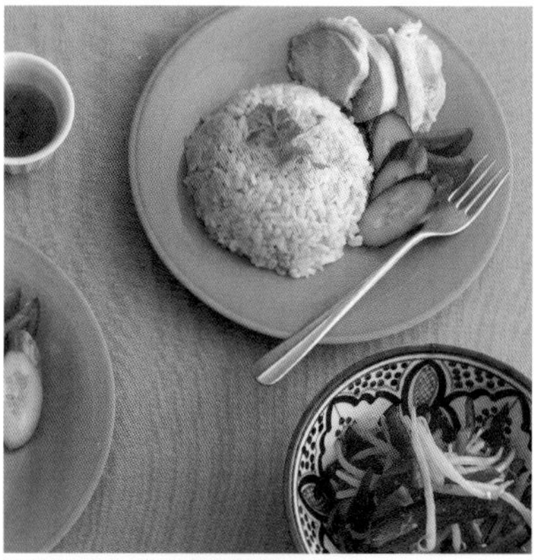
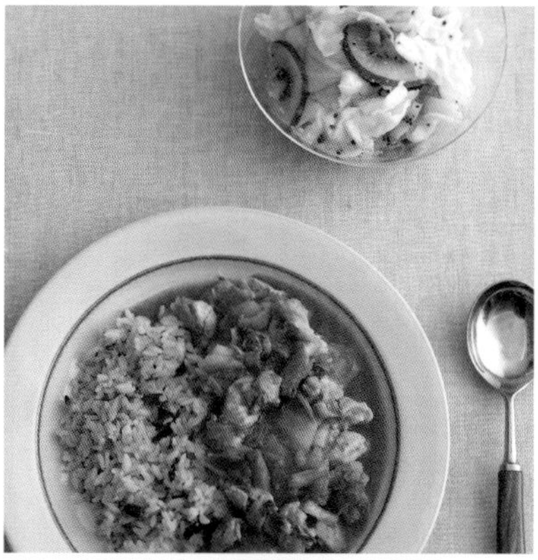
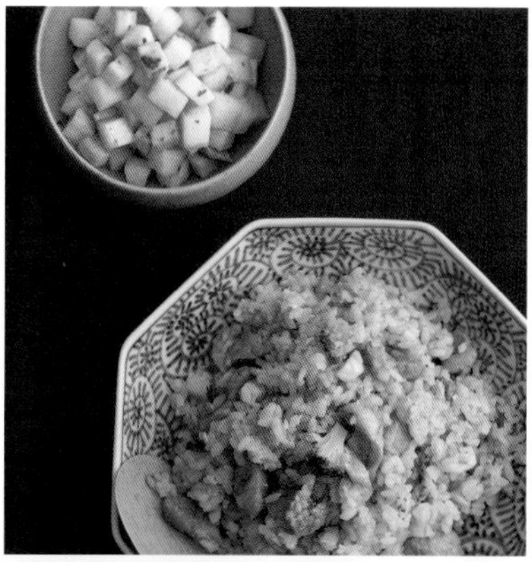
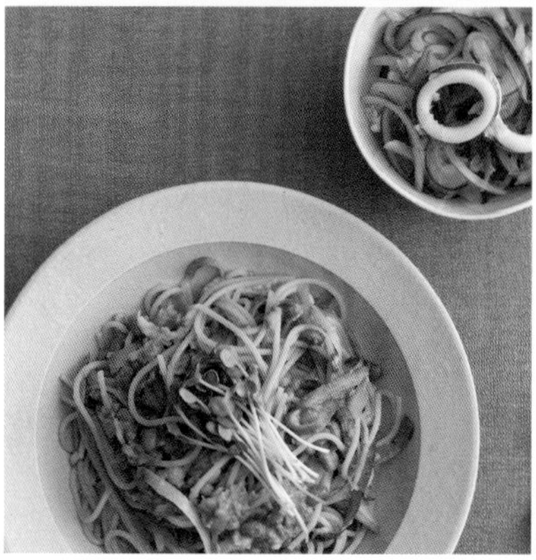
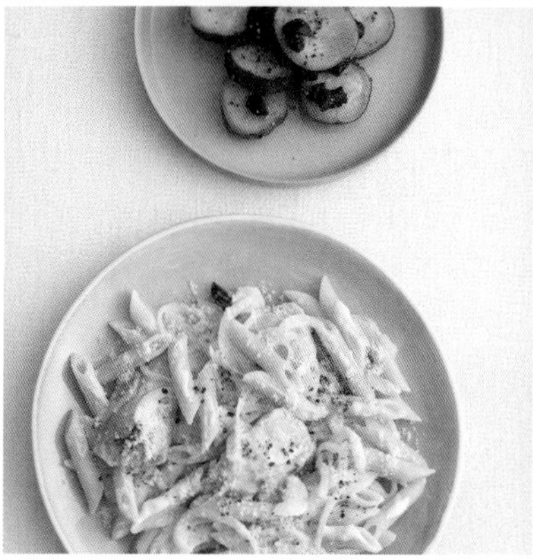
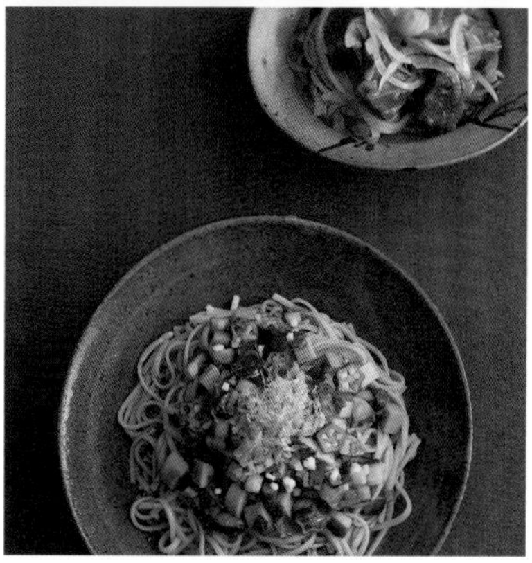

カオマンガイ風ご飯
＋
パプリカともやしのナムル風

カオマンガイは、鶏むね肉と米をいっしょに炊き込む人気のタイ料理。
疲労回復に役立つ鶏むね肉のうまみが、ご飯にしっかりしみています。
副菜では野菜のビタミンやミネラルを補給します。

調理時間／25分（※炊飯時間は除く）
1人分／704kcal
栄養素／炭水化物、タンパク質、ビタミンC、
ビタミンA、食物繊維
作り方／86·87ページ

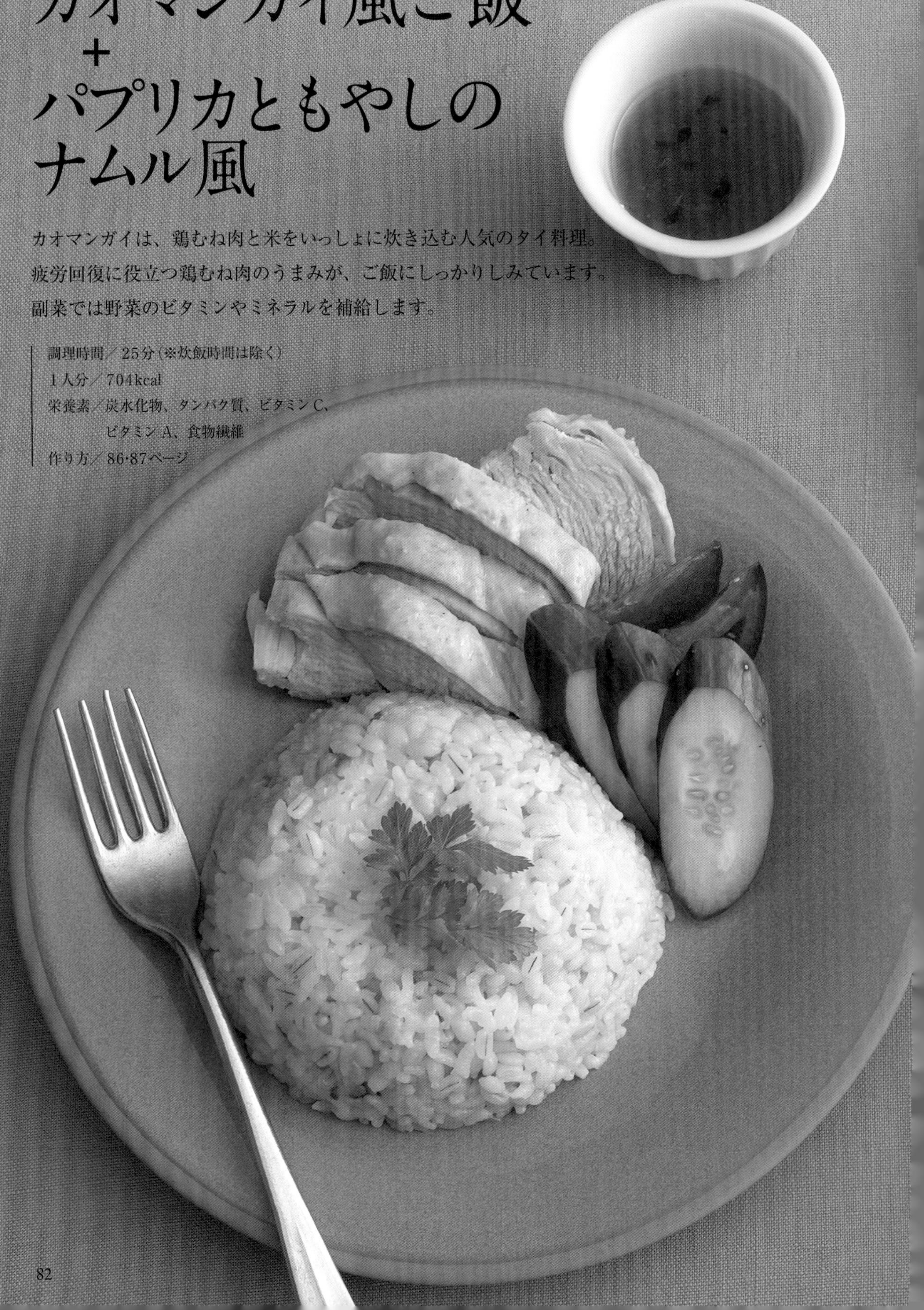

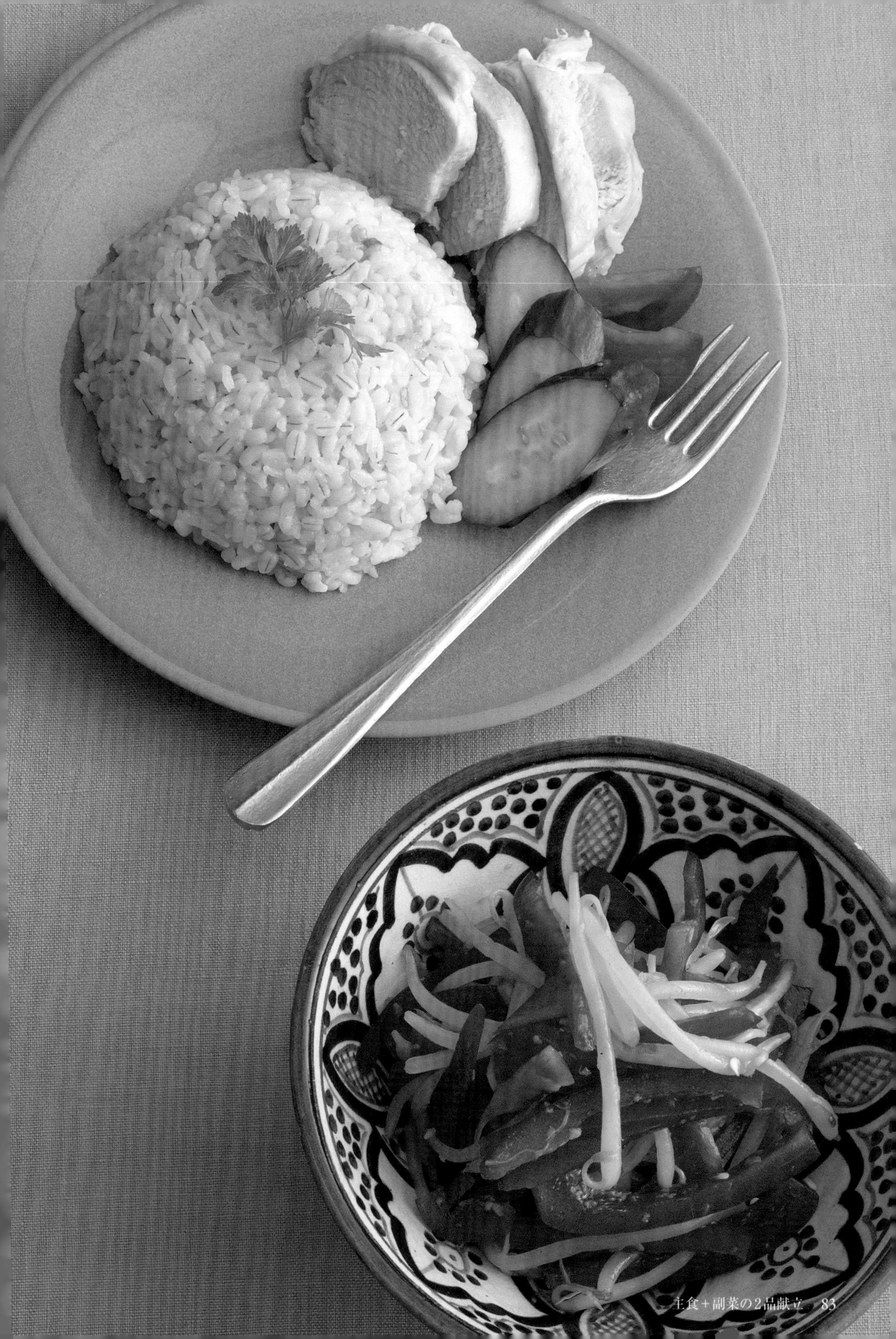

チキンカレーライス
＋
キャベツとキウイのコールスロー

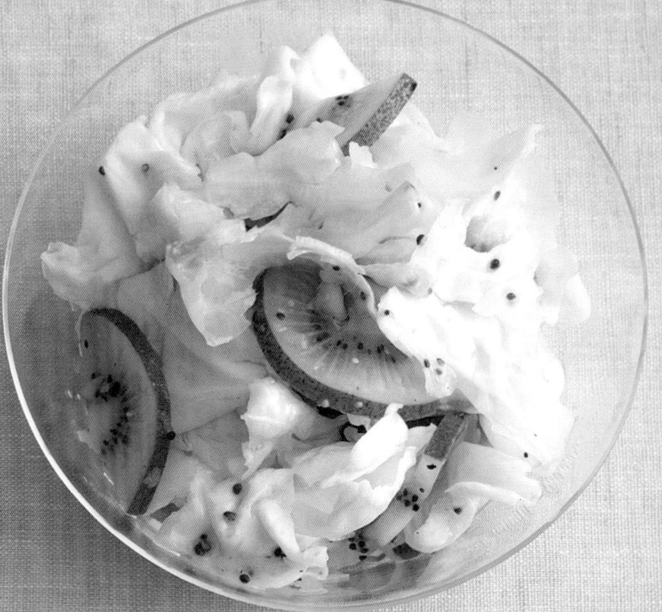

さまざまな香辛料を合わせた温かいカレーは、
体温を上げ、代謝を促すことで
免疫力アップを期待できます。
副菜では生野菜がたくさん食べられる
コールスローサラダを。

調理時間／30分
1人分／622kcal
栄養素／タンパク質、ビタミンC、フィトケミカル、食物繊維
作り方／88ページ

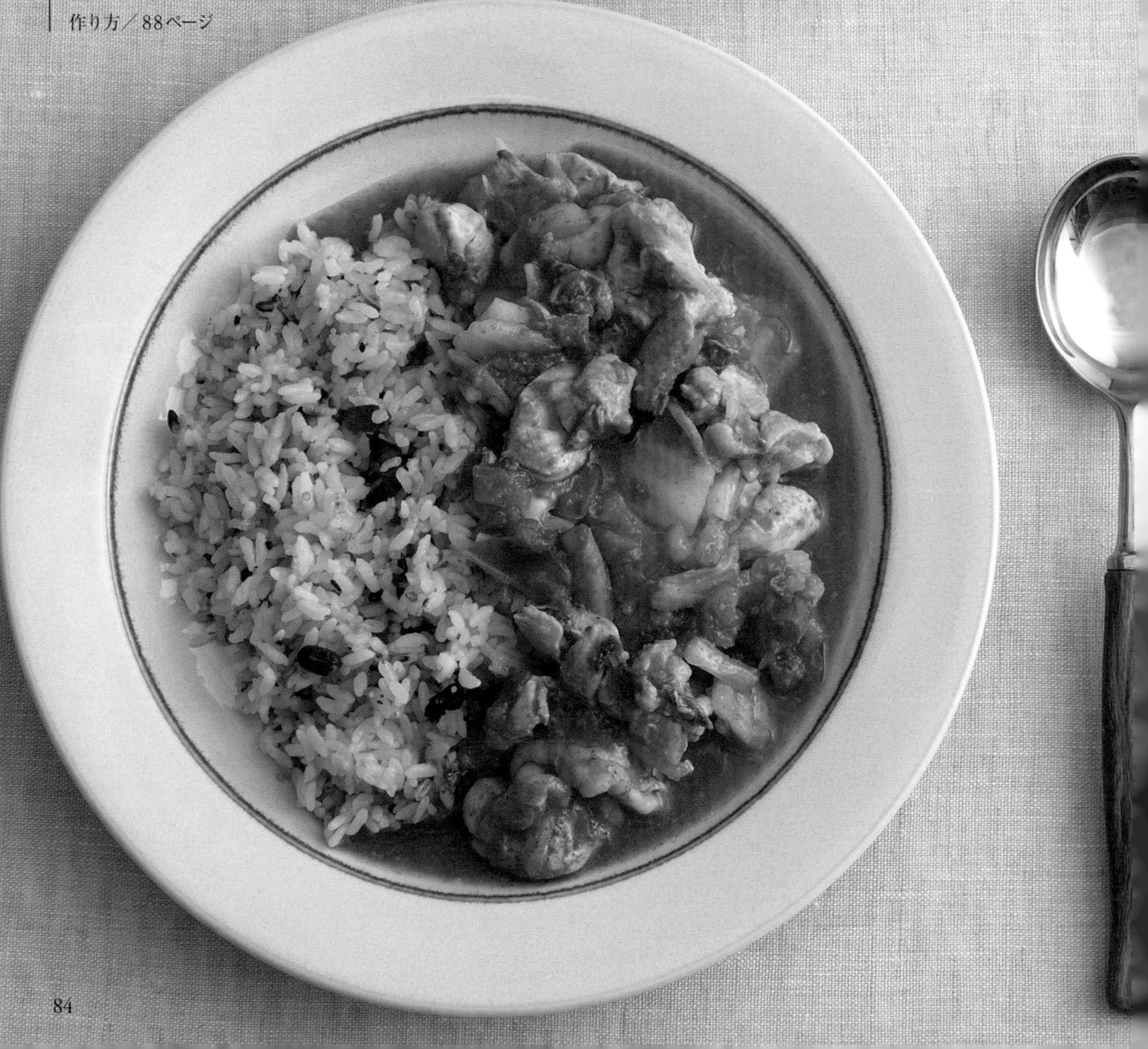

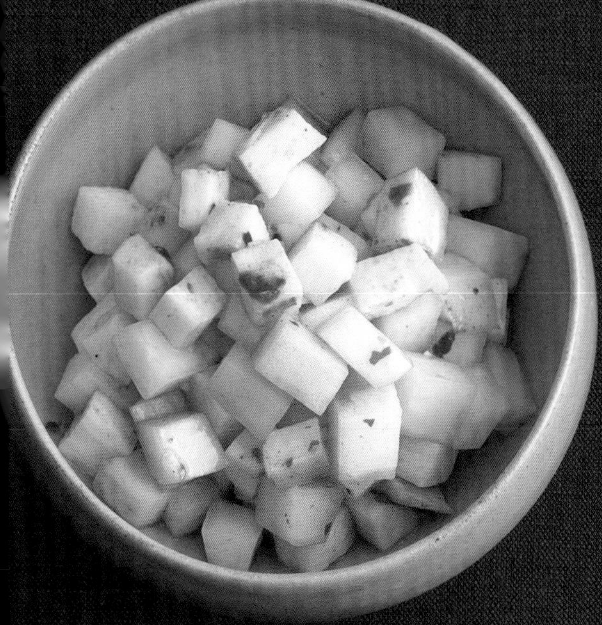

豚肉チャーハン
＋
長いもと大根の豆板醤あえ

豚肉チャーハンはたっぷりの
豚ロース肉でボリューム満点。
副菜にはタンパク質の消化酵素を持つ
大根と長いもでピリ辛のあえものを添えます。
豚肉はご飯の代謝を助けるビタミン B_1 も豊富。
組み合わせることでいい効果が生まれる献立です。

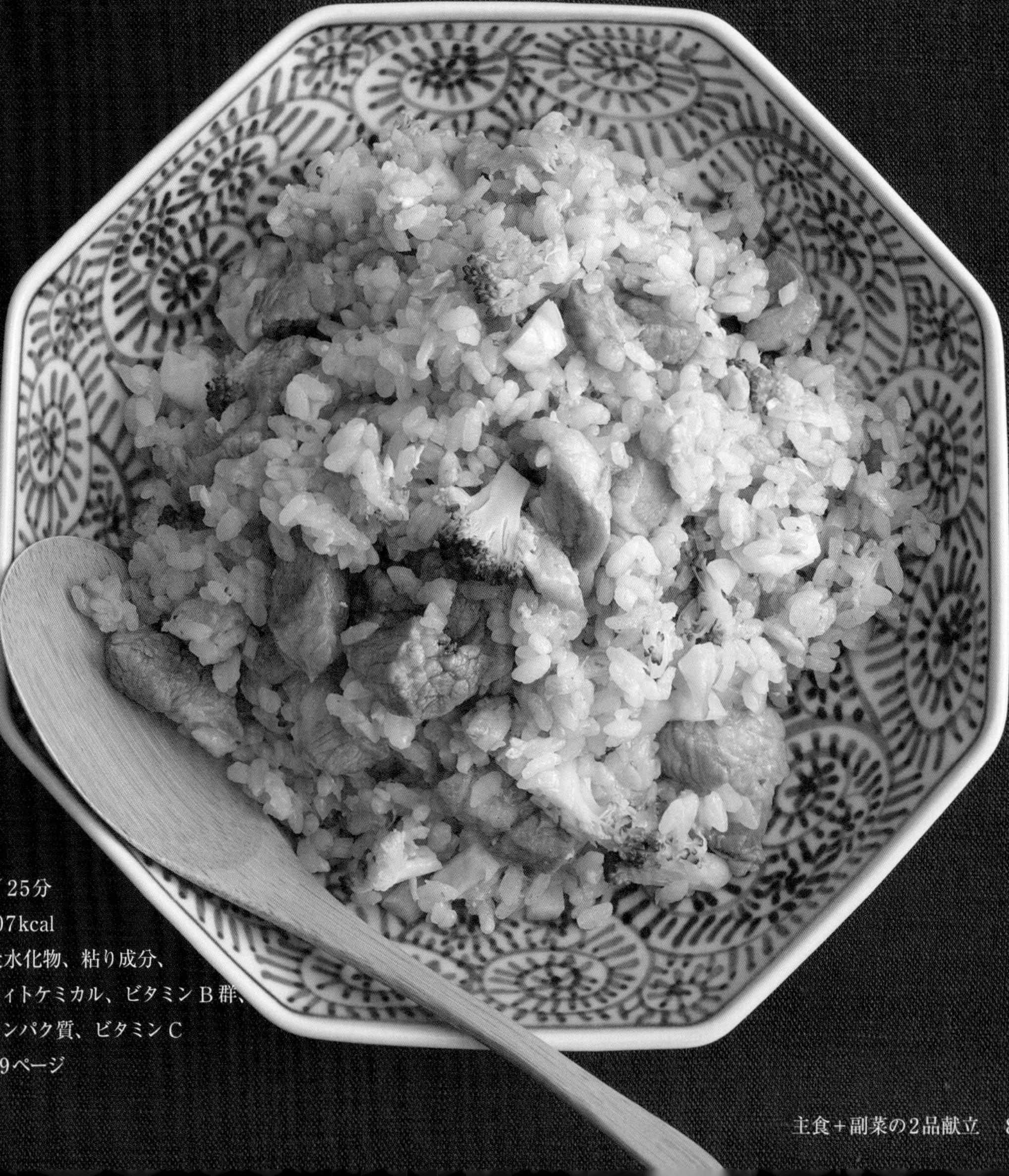

調理時間／ 25分
1人分／ 607kcal
栄養素／炭水化物、粘り成分、
フィトケミカル、ビタミンB群、
タンパク質、ビタミンC
作り方／ 89ページ

82・83ページ

カオマンガイ風ご飯

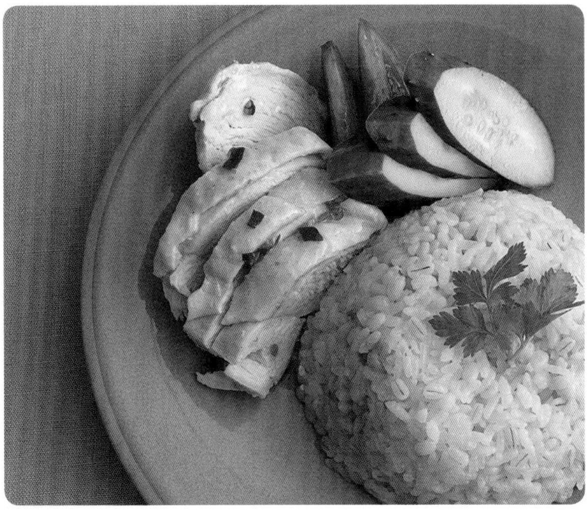

低脂肪のむね肉は玉ねぎをもみ込み、タンパク質分解酵素の力で柔らかく炊き上げます。内釜に入れるときも皮を下にすると熱が直接当たらず、肉が硬くなるのを防ぎます。ご飯にはもち麦を混ぜ、不足しがちな水溶性食物繊維を補います。

〈材料 2人分〉

米　1合
もち麦　100g
鶏むね肉　1枚（250g）
玉ねぎ　¼個（50g）
塩　大さじ½弱
こしょう　少々
酒　大さじ2
トマト（くし形切り）　½個分（75g）
きゅうり（薄切り）　½本分
香菜　少々
スイートチリソース　適量

1 玉ねぎはみじん切りにする。鶏肉は、塩、こしょうをふり、玉ねぎをもみ込む（a）。
2 米を洗って炊飯器の内釜に入れ、もち麦（b）、酒を入れてざっと混ぜ、2合の目盛りの少し下まで水を入れる。鶏肉は皮を下にして米の上にのせ（c）、普通に炊く。
3 炊き上がったら鶏肉を取り出し、一口大に切る（d）。ご飯を混ぜ、型で抜いて器に盛り、香菜をのせる。鶏肉、トマト、きゅうりを添え、スイートチリソースをかけていただく。

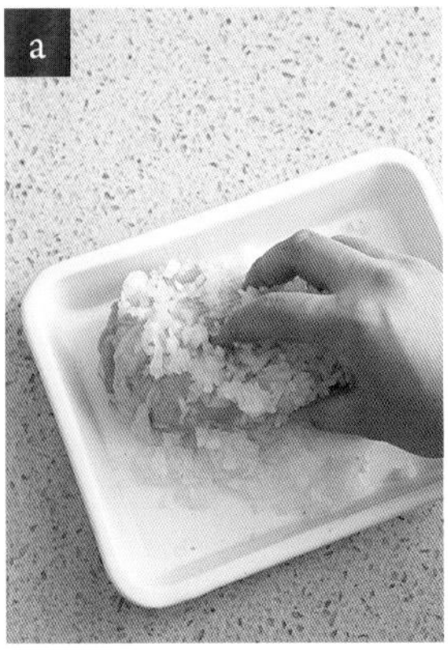
a

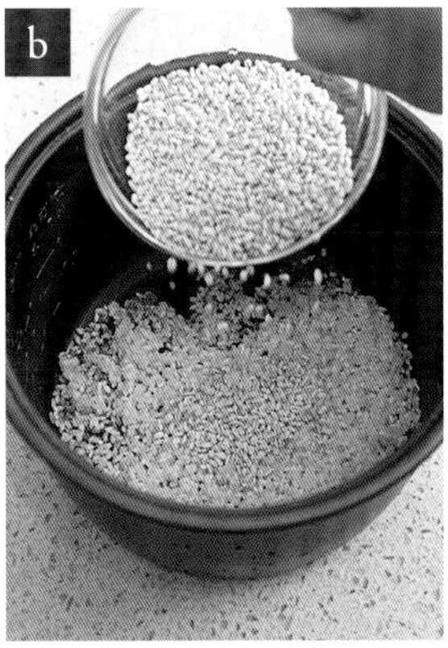
b

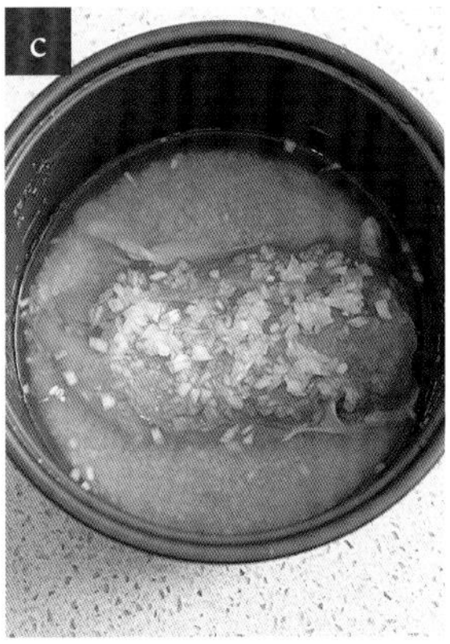
c

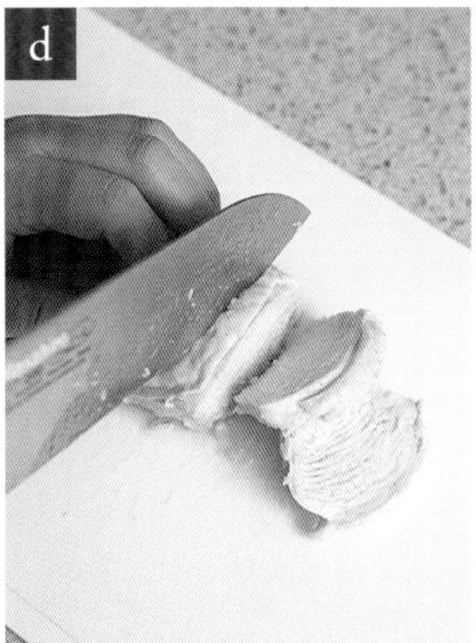
d

82・83ページ

パプリカと もやしのナムル風

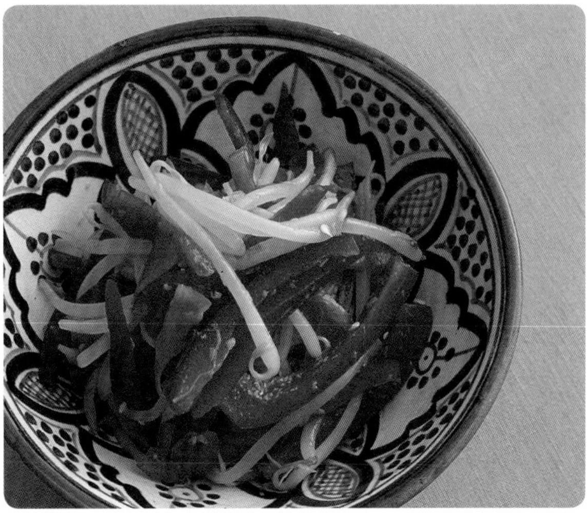

カオマンガイに添えた生野菜と合わせて、野菜を補給します。パプリカに豊富なβカロテンは、皮膚や粘膜の健康を維持するのに不可欠。また、抗酸化作用があり、免疫の働きを整えるといわれています。

〈材料 2人分〉

パプリカ　1個（150g）
もやし　½袋（100g）
しょうが（すりおろす）　1かけ分（10g）
塩　小さじ⅓
こしょう　少々
ごま油　小さじ1

1 鍋に熱湯を沸かし、もやしを入れて30秒ゆで（a）、ざるに上げる。パプリカは縦半分に切って種ごと縦に細切りにする（b）。

2 ボウルにしょうが、塩、こしょう、ごま油を混ぜ、もやしとパプリカを加えてあえる。

memo

- カオマンガイのご飯は水をやや少なめにし、少し硬めに炊き上げます。
- スイートチリソースがない場合、酢大さじ2、はちみつ大さじ1、塩・七味唐辛子各少々を混ぜて添えてください。
- パプリカの種やワタは、果肉よりカルシウムやカリウムが豊富。できればいっしょに食べて。

a

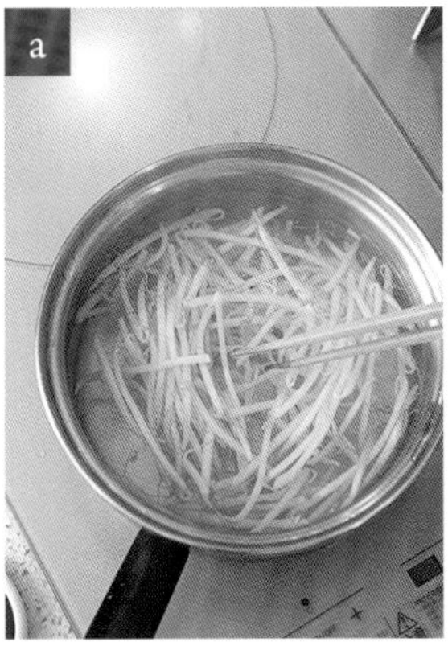

b

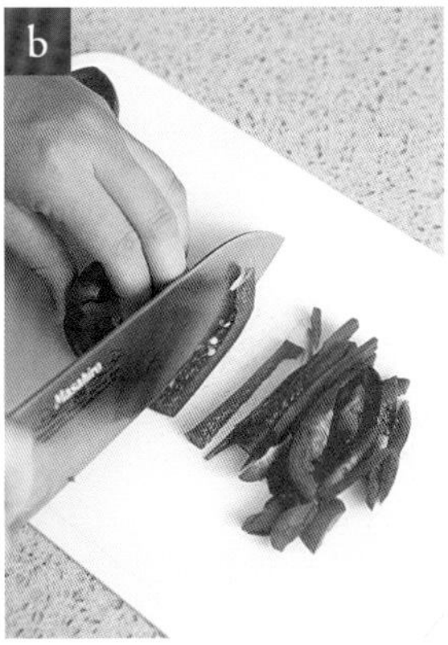

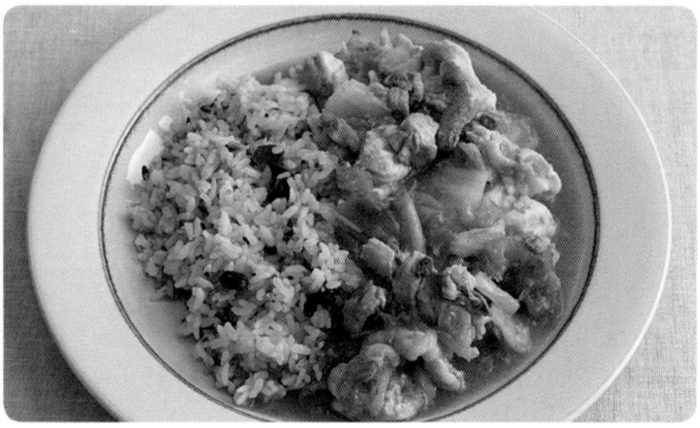

84ページ

チキンカレーライス

鶏もも肉に、たっぷりの野菜と香味野菜、塩辛のうまみが合わさったカレー。蒸し煮にして素材に火を通すことで、ノンオイルで仕上げます。白菜やしょうがは、加熱することで体を温める素材になります。

〈材料 2人分〉
十六穀ご飯　300g
白菜　⅛個（400g）
トマト　大½個（100g）
鶏もも肉　200g
しょうが（すりおろす）　2かけ分（20g）
カレー粉　大さじ1
いかの塩辛　大さじ2（30g）
塩　小さじ1弱

1 白菜は2cm四方に切る。トマトは1cm角に切る。鶏肉は一口大に切る。
2 フライパンに白菜、トマト、鶏肉を入れ、塩をふる。ふたをして、しんなりするまで10分ほど弱めの中火で蒸し煮にする。
3 しょうが、カレー粉を加えてざっと混ぜる。塩辛を加えてさらにざっと混ぜ、火を止める。器に十六穀ご飯を盛り、カレーをかける。

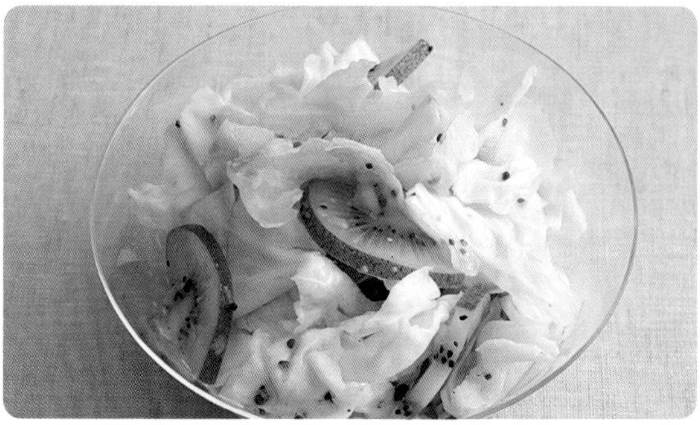

84ページ

キャベツとキウイのコールスロー

生の野菜やフルーツからは、酵素やビタミンなどの栄養をそのままダイレクトに摂れます。ビタミンCは主菜のタンパク質で摂ったコラーゲンの生成をサポートし、鉄の吸収も助けます。抗酸化作用も期待できます。

〈材料 2人分〉
キャベツ　¼個（300g）
キウイ　1個（100g）
玉ねぎ　⅙個（30g）
塩　小さじ½
こしょう　少々
粒マスタード　小さじ½
オリーブオイル　大さじ1

1 キャベツは食べやすい大きさにちぎる。キウイは皮のうぶ毛をきれいに洗い、薄い半月切りにする。玉ねぎはみじん切りにする。
2 ボウルに塩、こしょう、粒マスタード、オリーブオイル、玉ねぎを入れて混ぜ、キャベツとキウイを加えてざっくりと混ぜる。

memo

・隠し味とコク出しに加えたいかの塩辛は、最後の仕上げに加えて乳酸菌を生かします。
・キウイの果肉はビタミンCが豊富ですが、皮にも食物繊維、葉酸、ビタミンEが含まれ、そして酵素もたっぷり。表面をよく洗ってうぶ毛を落としてください。

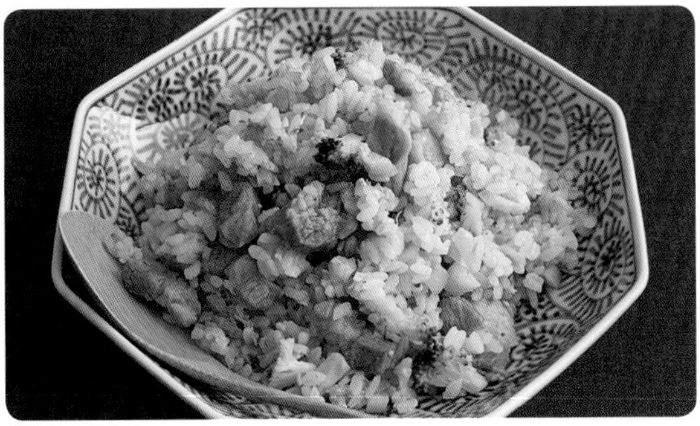

85ページ

豚肉チャーハン

ひき肉でなく豚かたまり肉を切って使うことで、同じ量でも食べごたえがグッと増します。豚肉はビタミンＢ群が豊富。糖質の代謝に不可欠で、白米など糖質の摂取が多い日本人には欠かせないビタミンです。

〈材料 2人分〉

温かいご飯　300g
豚肩ロースかたまり肉　150g
卵　1個
ブロッコリー　⅙個
長ねぎ（みじん切り）　4㎝分（10g）
しょうが（みじん切り）　1かけ分（10g）
塩　小さじ½
こしょう　少々
サラダ油　適量
オイスターソース　大さじ1
酒　大さじ1

1 豚肉は1㎝角に切り、塩少々、こしょうをふってもみ込む。卵は溶きほぐしておく。ブロッコリーは5㎜角ほどに切る。
2 フライパンを中火で熱してサラダ油少々を入れ、豚肉をさっと炒めて取り出す。
3 フライパンを洗わずにサラダ油大さじ1弱を入れ、卵を入れて大きく混ぜ、半熟になったらご飯、残りの塩を加えて炒め合わせる。
4 長ねぎ、しょうがを加え、豚肉を戻し入れてざっと炒める。ブロッコリーを加えて炒め、オイスターソースを入れて混ぜる。酒をふり入れて大きく混ぜる。

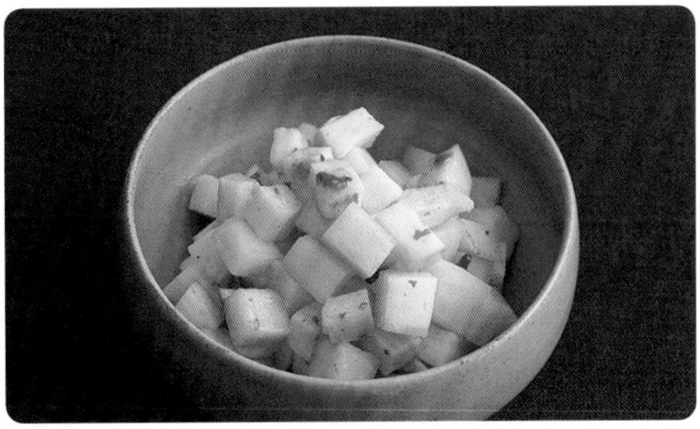

85ページ

長いもと大根の豆板醤あえ

大根と長いもには、アミラーゼなどタンパク質の消化を助ける酵素が豊富。大根の辛みに含まれるイソチオシアネートは抗酸化作用や抗がん作用があるといわれています。これは大根の細胞が壊れることで生成されるので、小さく切ることが必要です。

〈材料 2人分〉

大根　200g
長いも　100g
豆板醤　小さじ½
塩　小さじ⅓
こしょう　少々
ごま油　小さじ1

1 長いもはコンロであぶるか、たわしで丁寧にこすってひげ根を取る。大根、長いもは1㎝角に切る。
2 ボウルに1を入れ、残りの材料をすべて加えてあえる。

memo

・ブロッコリーもイソチオシアネートを含む野菜。小さく切れば加熱時間が短くてすむので、栄養を逃しません。
・長いもの皮には炭水化物の消化を助ける酵素や食物繊維が含まれています。
・長いものひげ根はコンロの火にかざしてあぶると簡単に焼き切れますが、たわしでこすっても。

納豆パスタ
＋
いかのマリネ

納豆とアボカドは両方とも高い栄養価のある
免疫力アップ食材ですが、味の相性も抜群。
しょうゆを使った和風味のパスタに仕立てます。
副菜ではいかをたっぷり使ってタンパク質を補います。

調理時間／35分
1人分／562kcal
栄養素／炭水化物、発酵食品(納豆菌)、食物繊維、ビタミンE、
タンパク質、フィトケミカル
作り方／92ページ

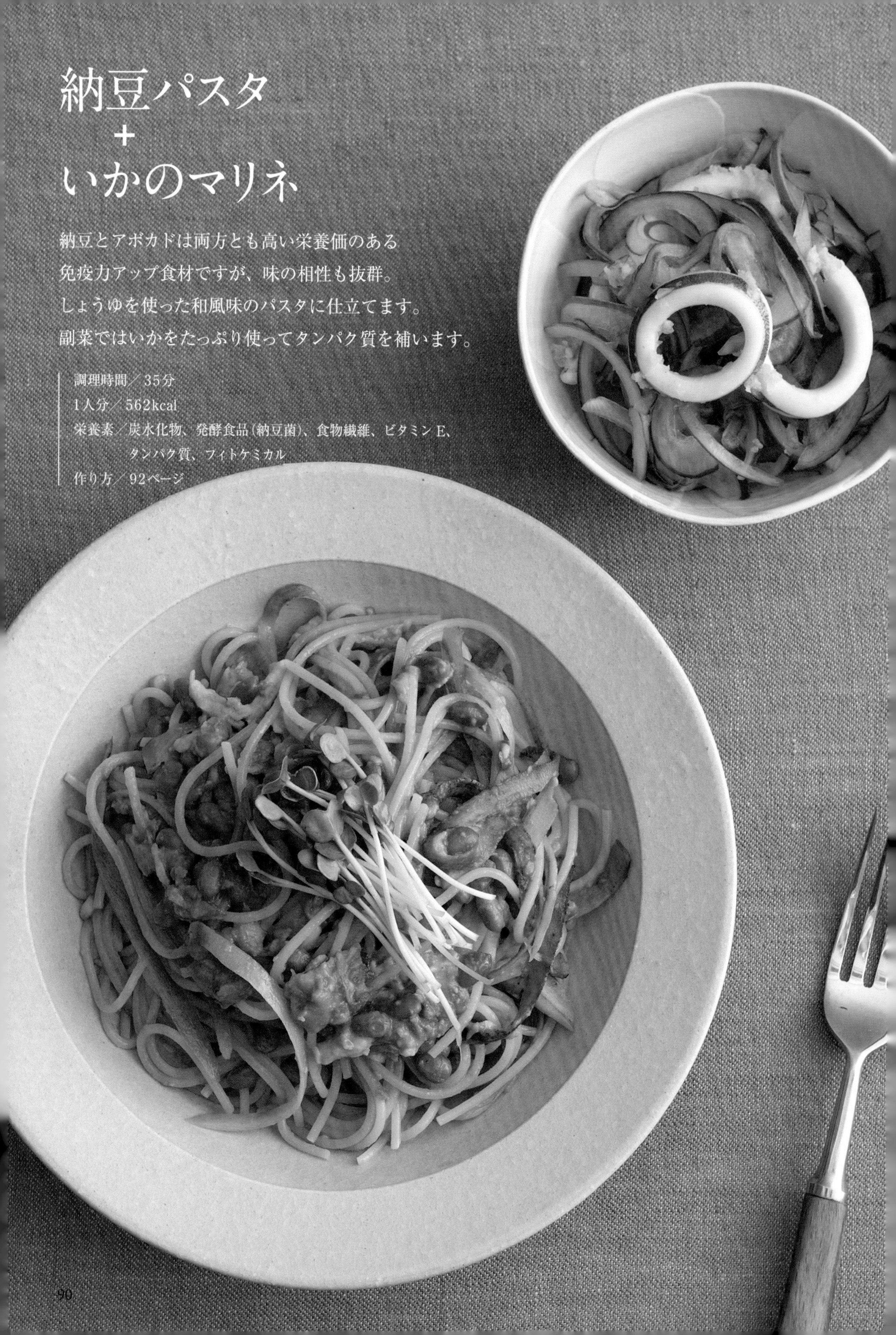

鮭のクリームペンネ ＋ さつまいものはちみつあえ

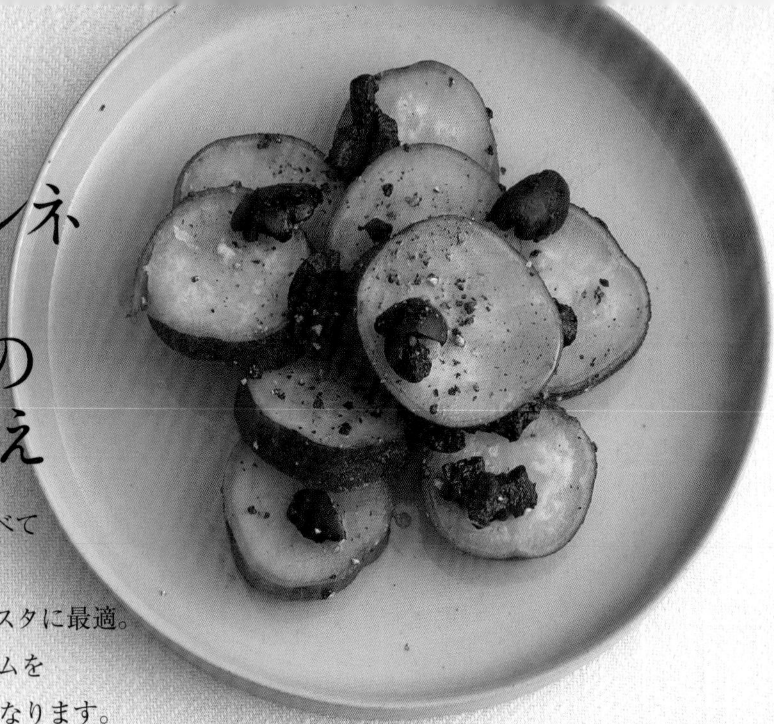

ペンネはロングパスタに比べて
のびにくいので、
フライパンひとつで作るパスタに最適。
鮭のビタミンＤでカルシウムを
効率よく吸収できるようになります。
副菜のさつまいもとオリーブの実で、
抗酸化作用のある色素系の
フィトケミカルを摂ります。

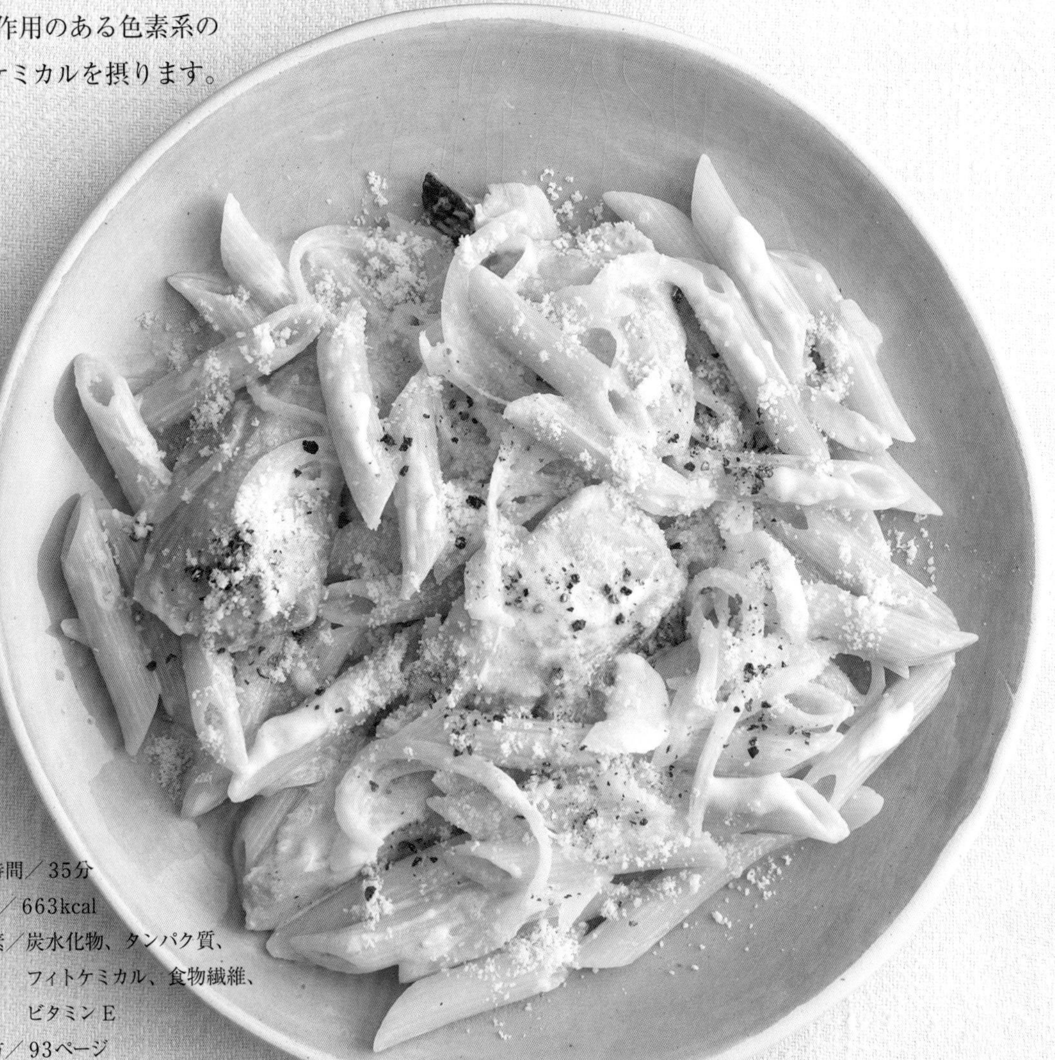

調理時間／35分
1人分／663kcal
栄養素／炭水化物、タンパク質、
フィトケミカル、食物繊維、
ビタミンＥ
作り方／93ページ

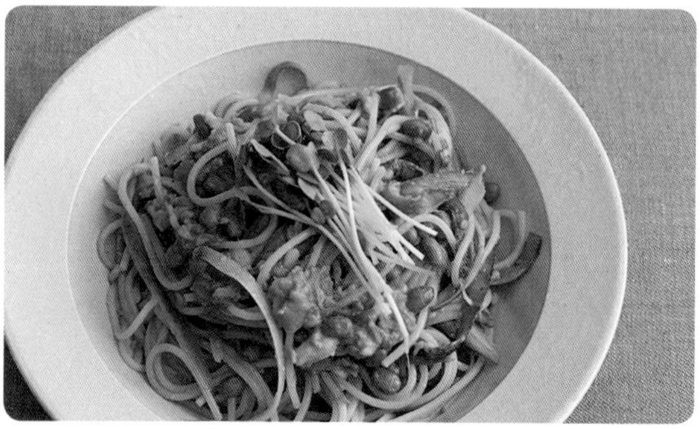

90ページ

納豆パスタ

スパゲティにかみごたえのあるごぼうをプラス。納豆とアボカドはどちらも栄養豊富ですが、糖質の代謝をサポートするビタミン B_1 も含んでいます。貝割れ菜はイソチオシアネートを含み、抗酸化作用が期待できます。

〈材料 2人分〉
スパゲティ　150g
ごぼう　½本(50g)
納豆　2パック(100g)
アボカド　½個
塩　小さじ1
酒　大さじ1
しょうゆ　小さじ1
貝割れ菜(根元を切る)　½パック(30g)

1 ごぼうはピーラーで長く削る。フライパンに水3カップを沸騰させ、塩、酒を加え、スパゲティを半分に折って商品記載の指示時間通りにゆでる。ゆで上がる2分前になったらごぼうを入れていっしょにゆでる。
2 ボウルに納豆、添付のたれ、しょうゆを入れて混ぜ、アボカドをスプーンなどですくい取りながら加えてざっと混ぜる。
3 ゆで上がったスパゲティ、ごぼうをざるに上げて湯をきり、**2**に加えて混ぜる。器に盛り、貝割れ菜をのせる。

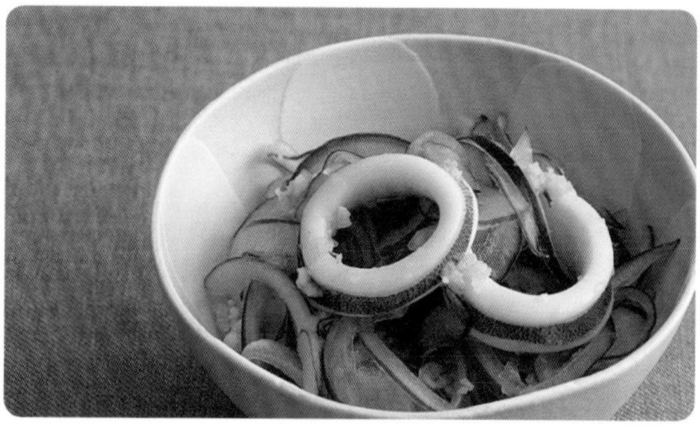

90ページ

いかのマリネ

いかに含まれるタウリンはコレステロールの吸収を抑え、高血圧を予防する効果があるといわれています。玉ねぎの硫化アリルは消化を助け、納豆やアボカドなどに含まれるビタミン B_1 の働きをサポートします。

〈材料 2人分〉
いか　1ぱい(150g)
紫玉ねぎ　1個(200g)
しょうが　1かけ(10g)
酢　大さじ1
はちみつ　大さじ½
塩　小さじ⅓

1 紫玉ねぎは縦に薄切りにする。いかは内臓と軟骨を除き、胴は1cm幅の輪切りにし、足は5cm長さに切る。
2 しょうがはすりおろし、酢、はちみつ、塩、水大さじ2とともにボウルに入れて混ぜる。紫玉ねぎを加えて混ぜる。
3 鍋に熱湯を沸かし、いかを入れたらすぐに火を止め、余熱で火を通す。水けをきって**2**のボウルに加えてあえる。

memo
・パスタをゆでる湯に酒を混ぜておくと、麺がくっつきにくくなります。
・血栓溶解作用のある納豆のナットウキナーゼやアボカドに含まれるビタミンCは熱に弱いので、加熱せずにゆでたパスタに混ぜます。

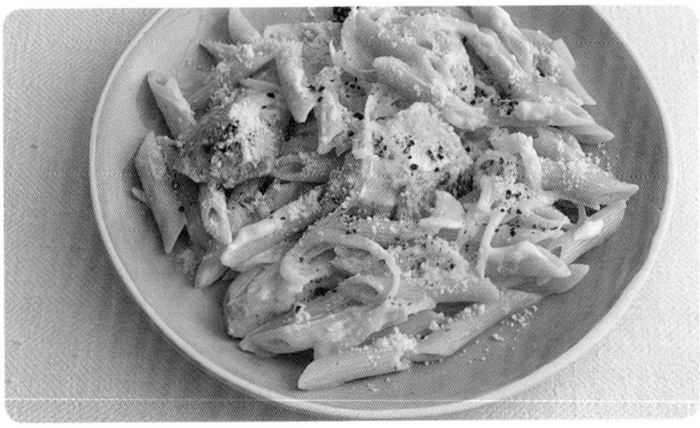

91ページ

鮭のクリームペンネ

フライパンひとつで作るパスタ。ペンネをゆでながら、いっしょにソースも作ります。鮭にはビタミンDがたっぷり含まれ、いっしょに摂る牛乳やチーズに含まれるカルシウムの吸収・骨への沈着をサポートして骨や歯を丈夫にします。

〈材料 2人分〉
ペンネ（12分ゆで）　160g
玉ねぎ　½個（100g）
生鮭（切り身）　2切れ（160g）
牛乳　1カップ
塩　適量
こしょう　少々
粉チーズ　大さじ3
黒こしょう　少々

1 玉ねぎは縦に薄切りにする。鮭は一口大に切り、塩小さじ¼、こしょうをふる。
2 フライパンに水2カップを入れて沸騰させ、塩小さじ1弱、ペンネを入れてゆで始める。ゆで時間が残り4分になったら、牛乳、玉ねぎを加える。
3 ゆで時間が残り2分になったら鮭を加えて、全体を混ぜながら鮭に火を通す。水けが少なくなったら全体を混ぜて器に盛り、粉チーズ、黒こしょうをふる。

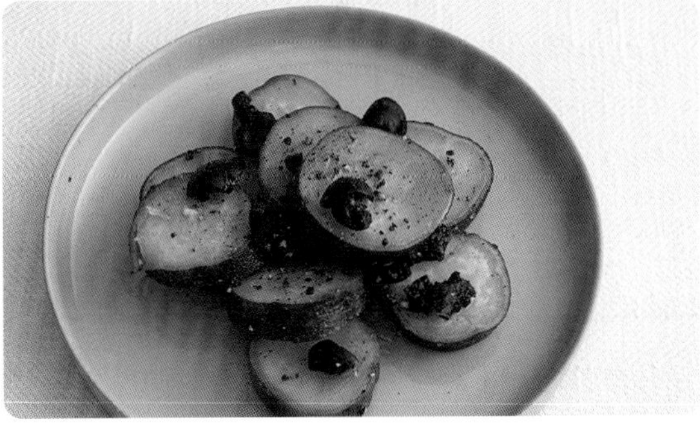

91ページ

さつまいものはちみつあえ

ビタミンやミネラルを含むはちみつであえた、さつまいもの副菜。さつまいもはゆでてもビタミンCの損失が比較的少なく、食物繊維が豊富です。また、さつまいもの皮と黒いオリーブには、抗酸化作用があるフィトケミカルが含まれています。

〈材料 2人分〉
さつまいも　1本（200g）
オリーブ（黒）　4個
はちみつ　大さじ1
塩　小さじ¼弱
黒こしょう　少々

1 さつまいもは1㎝厚さの輪切りにする。オリーブは種を除き、かるくつぶす。
2 鍋にさつまいも、ひたひたの水を入れ、強火にかける。煮立ったら弱火にし、竹串がすっと入るようになったらざるに上げる。
3 ボウルにはちみつ、塩を混ぜ、さつまいもを加えてあえる。オリーブを加えてざっくり混ぜる。器に盛り、黒こしょうをふる。

memo
・黒オリーブを使いましたが、緑のオリーブは、悪玉コレステロールを下げるオレイン酸が豊富。好みのものを使って。
・粉チーズは発酵食品であるナチュラルチーズがおすすめ。手軽にカルシウムが摂れます。

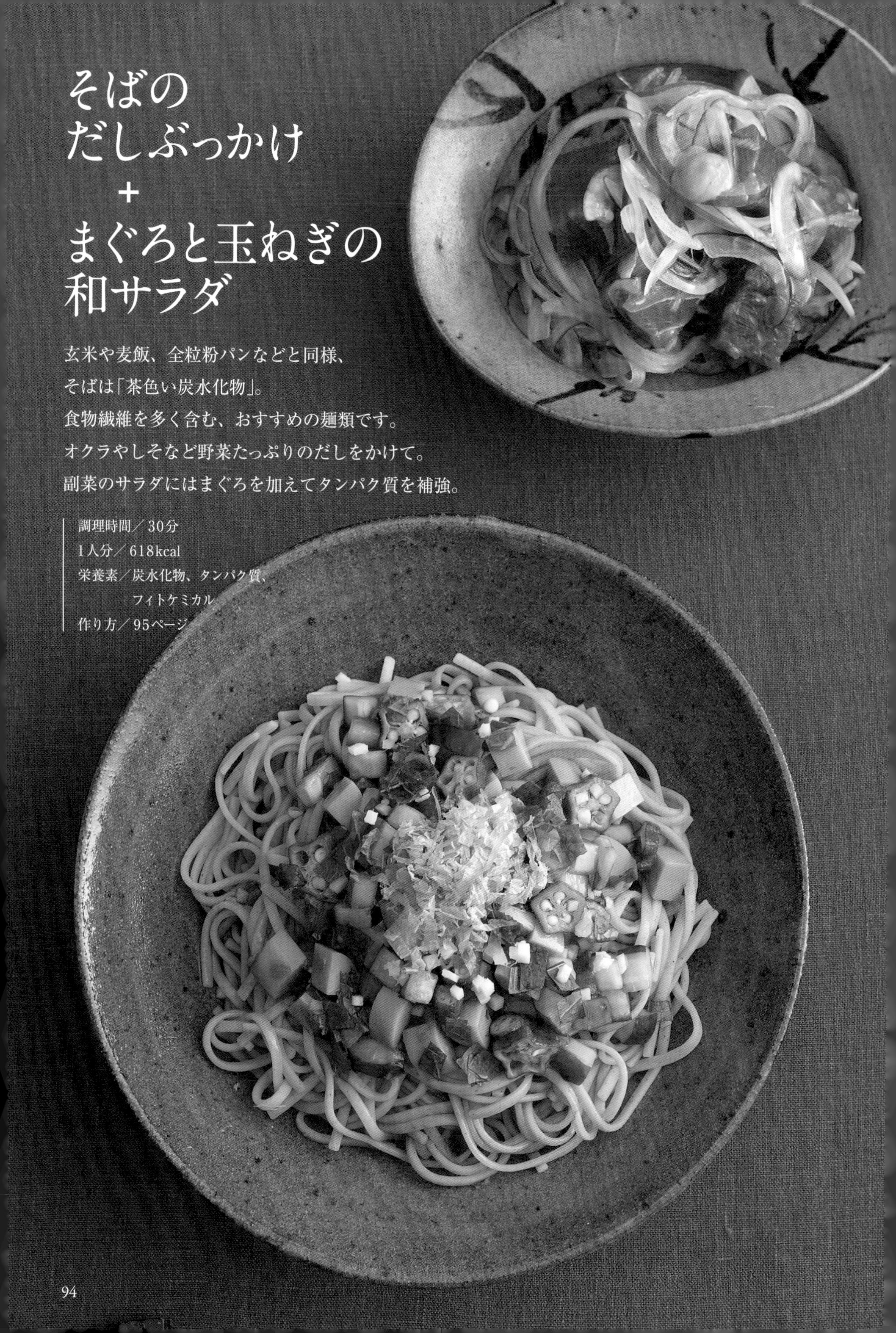

そばのだしぶっかけ＋まぐろと玉ねぎの和サラダ

玄米や麦飯、全粒粉パンなどと同様、
そばは「茶色い炭水化物」。
食物繊維を多く含む、おすすめの麺類です。
オクラやしそなど野菜たっぷりのだしをかけて。
副菜のサラダにはまぐろを加えてタンパク質を補強。

調理時間／30分
1人分／618kcal
栄養素／炭水化物、タンパク質、
フィトケミカル
作り方／95ページ

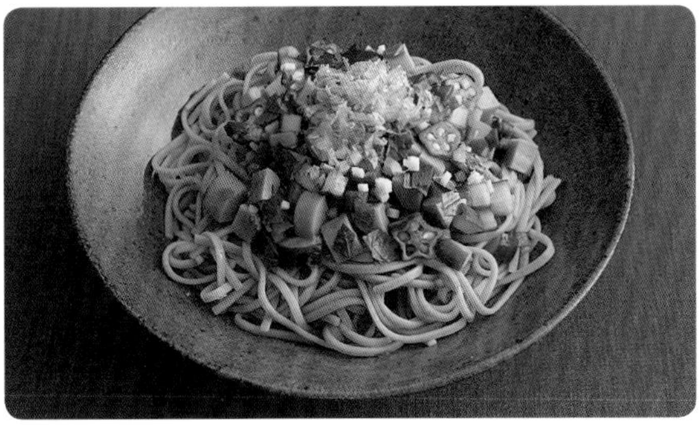

94ページ

そばのだしぶっかけ

そばは糖質だけでなく、食物繊維を多く含みます。ほかにも糖質の代謝をサポートするビタミン B_1 や毛細血管を強くするルチンなども含まれています。青じそはビタミンやミネラルが豊富ですが、フィトケミカルも含み、強い抗菌作用があります。

〈材料 2人分〉

そば(乾燥)　200g
オクラ　4本(40g)
青じそ　5枚
しょうが(みじん切り)　1かけ分(10g)
魚肉ソーセージ　1本(60g)
きゅうり　1本(100g)
A しょうゆ　大さじ2
　はちみつ　大さじ½
　水　大さじ2
かつお節　ふたつまみ

1 オクラは硬いガクの部分を除き、横に薄い輪切りにする。青じそは5㎜四方に切る。魚肉ソーセージ、きゅうりは5㎜角に切る。
2 鍋に湯を沸かし、そばを商品記載の指示時間通りにゆで、ざるに上げてさっと水洗いする。水けをきって器に盛る。
3 ボウルにAを混ぜ、1としょうがを加えてよく混ぜる。2のそばにかけて、かつお節をのせる。

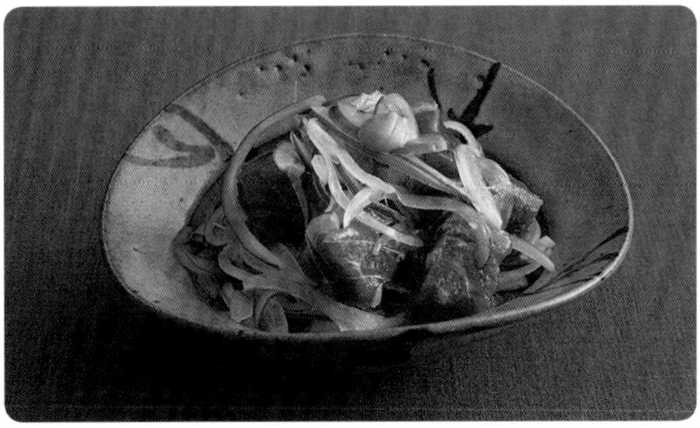

94ページ

まぐろと玉ねぎの和サラダ

まぐろには貧血を防ぐ鉄分や、ビタミンB群が含まれます。紫玉ねぎと玉ねぎに含まれる硫化アリルは、そばのビタミン B_1 の働きをサポート。血液の凝固を抑制する働きもあります。わさびの辛みには抗酸化作用のあるイソチオシアネートが含まれています。

〈材料 2人分〉

まぐろ(刺身)　150g
紫玉ねぎ　½個(100g)
玉ねぎ　½個(100g)
塩　小さじ½弱
おろしわさび　適量
オリーブオイル　大さじ1

1 紫玉ねぎ、玉ねぎは縦に薄切りにし、ボウルに入れて塩を加え、よくもむ。
2 まぐろは一口大に切り、1のボウルにオリーブオイルとともに加え、ざっくりと混ぜる。器に盛り、わさびをのせる。

memo

・玉ねぎの硫化アリルは辛み成分。水にさらすと辛みは和らぎますが栄養も失われます。そこで辛みの少ない紫玉ねぎを加えて、適度な辛みになるよう調整しています。
・オリーブオイルはオレイン酸を含み、酸化しにくく、悪玉コレステロールを下げる働きや動脈硬化の予防効果が期待されています。

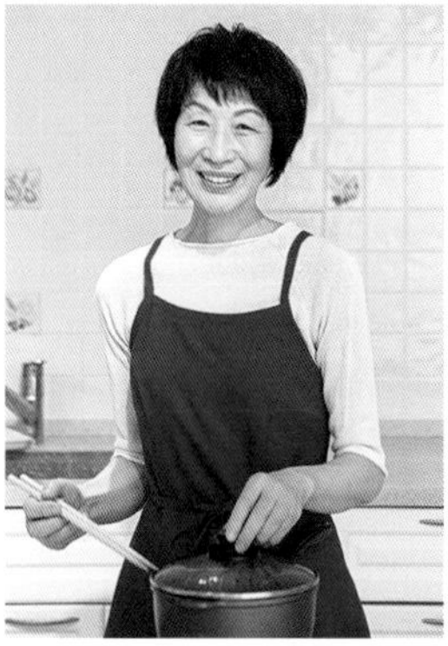

浜内千波　Chinami Hamauchi

料理研究家。徳島県生まれ。1980年に東京にファミリークッキングスクールを開校し、校長として40年以上講師を務める。健康的で作りやすいレシピに定評があり、テレビ出演や雑誌、書籍などで幅広く活躍している。近著に『夜に飲むリカバリースープ』(WAVE出版)、『こねないおうちパン』(辰巳出版)など。2021年には、シンガーソングライターで俳優の福山雅治さんのファンクラブ「BROS.」発足30周年を記念したオンライン番組『福山雅治の口福キッチン』にて、福山さんとともにスペシャルレシピを考案中。

STAFF

アートディレクション／成澤 豪(なかよし図工室)

デザイン／成澤宏美(なかよし図工室)

撮影／公文美和

スタイリング／肱岡香子

調理アシスト・カロリー計算／夛名賀友子(ファミリークッキングスクール)

校閲／滄流社

取材・構成／西前圭子

編集／泊出紀子

免疫力が上がる2品献立

著　者　浜内千波

編集人　泊出紀子

発行人　倉次辰男

発行所　株式会社 主婦と生活社

〒104-8357　東京都中央区京橋3-5-7

TEL 03-3563-5129(編集部)

TEL 03-3563-5121(販売部)

TEL 03-3563-5125(生産部)

https://www.shufu.co.jp/

製版所　東京カラーフォト・プロセス株式会社

印刷所　大日本印刷株式会社

製本所　小泉製本株式会社

ISBN978-4-391-15692-8